Heike Jurgschat-Geer

Führungskraft in der Altenpflege

Ein Lehr- und Arbeitsbuch

Bibliografische Information der Deutschen Nationalbibliothek

Die Deutsche Bibliothek verzeichnet diese Publikation in der Deutschen Nationalbibliografie; detaillierte bibliografische Daten sind im Internet über http://dnb.d-nb.de abrufbar.

Sämtliche Angaben und Darstellungen in diesem Buch entsprechen dem aktuellen Stand des Wissens und sind bestmöglich aufbereitet.

Der Verlag und der Autor können jedoch trotzdem keine Haftung für Schäden übernehmen, die im Zusammenhang mit Inhalten dieses Buches entstehen.

© VINCENTZ NETWORK, Hannover 2015

Besuchen Sie uns im Internet: www.altenpflege-online.net

Foto Titelseite: Robert Kneschke, fotolia
Satz: Heidrun Herschel, Wunstorf
Druck: Mundschenk Druck- und Vertriebs GmbH & Co. KG., Soltau

ISBN 978-3-86630-390-4

Heike Jurgschat-Geer

Führungskraft in der Altenpflege

Ein Lehr- und Arbeitsbuch

VINCENTZ NETWORK

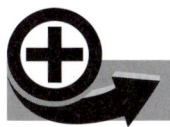

Jetzt Code scannen und mehr bekommen …

http://www.altenpflege-online.net/bonus

Ihr exklusiver Bonus an Informationen!

Ergänzend zu diesem Buch bietet Ihnen *Altenpflege* Bonus-Material zum Download an.
Scannen Sie den QR-Code oder geben Sie den Buch-Code unter www.altenpflege-online.net/bonus
ein und erhalten Sie Zugang zu Ihren persönlichen kostenfreien Materialien!

Buch-Code: AH3597B

1 Einführung

Lieber Leser, liebe Leserin

Ich möchte Sie einladen, mich zu begleiten. Zusammen besuchen wir das Seniorenzentrum Musterheim und lernen dort die Organisation und Führung kennen. Wir wollen das Zusammenspiel der Beschäftigten erforschen und die Grundsätze von Führung kennenlernen. Unser besonderes Augenmerk liegt dabei auf den Rollen der Wohnbereichs- und der Pflegedienstleitung, denn das sind die Positionen, die Sie zukünftig anstreben und auf die Sie sich vorbereiten möchten.

Sie sind schon Wohnbereichs- oder Pflegedienstleitung? – Auch dann freue ich mich, wenn Sie mich begleiten und lade Sie ein, für einen Moment von ihrem Alltag zurückzutreten. Drehen Sie für unsere Reise einmal die Uhren auf null und nehmen Sie Abstand von Ihren aktuellen Gepflogenheiten und Arbeitsroutinen.

Ich stelle Ihnen erst einmal das Seniorenzentrum Musterheim kurz vor, damit Sie ein Bild bekommen.

Das Seniorenzentrum Musterheim liegt in einer Kleinstadt. Es bietet 80 Bewohnerplätze mit vollstationärer Versorgung an. Für 64 Bewohner[1] stehen Einzelzimmer zur Verfügung, 16 Bewohner leben in Doppelzimmern. Räumlich gliedert sich das Haus in zwei Etagen. Die Bewohnerzimmer sind in Wohngruppen mit 20 Bewohnern zusammengefasst. Ein Wohnbereich umfasst zwei Wohngruppen, also 40 Bewohner. Eine Wohngruppe ist speziell auf die Pflege von Menschen mit ausgeprägten geronto-psychiatrischen Krankheitsbildern ausgerichtet. Das Seniorenzentrum hat einen schönen, großen Garten und in unmittelbarer Nähe befindet sich eine kleine Fußgängerzone mit Einkaufsmöglichkeiten. Können Sie sich das Seniorenzentrum vorstellen? Die folgende Grafik hilft Ihnen das Bild festzuhalten.

---

1 Wir werden bei der Bezeichnung „Bewohner" bleiben, auch wenn im Amtsdeutsch einige Bundesländer neue Wortkreationen wie „Nutzer und Nutzerinnen" oder ähnliches gefunden haben. Wenn wir von Bewohnern sprechen, meinen wir immer weibliche und männliche Bewohner, ohne dass jedes Mal ausdrücklich auszuweisen.

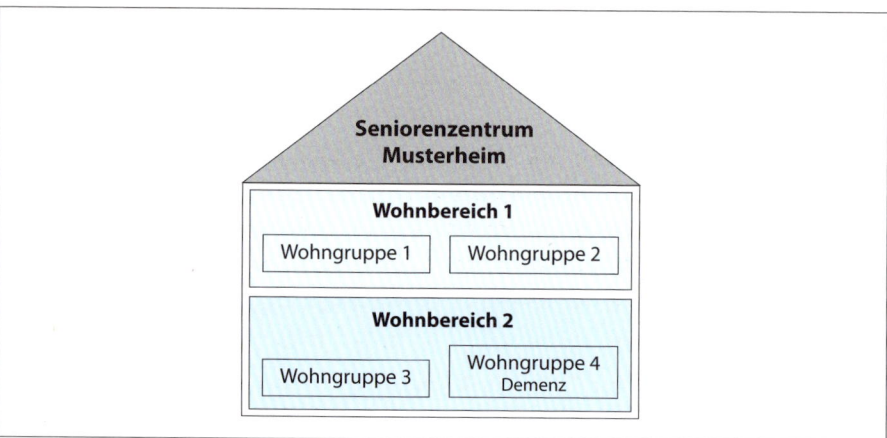

Abbildung 1: Seniorenzentrum Musterheim

Bevor wir losfahren, müssen wir uns noch darüber unterhalten, was wir uns genau im Musterheim ansehen und in diesem Buch diskutieren wollen.

1.1 Definition und Abgrenzung

In den folgenden Kapiteln geht es um die Themenfelder, die sich auf das Führen und Leiten konzentrieren und auf das Wissen und Können, welches Ihnen dabei hilfreich ist. Pflegefachliches Wissen und Können ist also nicht Gegenstand dieser Betrachtung, obwohl es im Alltag einer Pflegeeinrichtung immer um die Pflege und Betreuung von hilfebedürftigen Menschen geht. Als Pflegefachkraft haben Sie dieses Wissen und Können in Ihrer Ausbildung erworben, in Fort- und Weiterbildungen auf dem aktuellen Stand gehalten und durch Ihre Praxiserfahrungen vertieft und erweitert.

Vielleicht haben Sie auch beobachtet, dass pflegefachliches Wissen und Können als eine Kernqualifikation für die Besetzung einer Stelle als Wohnbereichsleitung oder als Pflegedienstleitung angesehen wurde. Leider ist diese Betrachtung etwas zu kurz gegriffen. An einem Beispiel aus dem Sport lässt sich das sehr anschaulich verdeutlichen. Unser Bundestrainer Jogi Löw war nur ein mittelmäßig erfolgreicher Fußballspieler. Im Wesentlichen hat er in der 2. Bundesliga gespielt und war auch niemals in der ersten Nationalmannschaft. Andererseits gilt er spätestens seit Sommer 2014 als einer der erfolgreichsten Nationaltrainer der Bundesrepublik. Andererseits sehen wir mit Lothar Matthäus einen Rekord-Nationalspieler und Weltfußballer des Jahres, der als Trainer nur mäßig erfolgreich blieb.

Wir wollen also wissen, was braucht man noch außer Pflegefachwissen, um als Führungskraft erfolgreich zu sein?

> Sie fragen sich, was Fußball mit Altenpflege zu tun hat? – Nichts. Aber Fußball hat mit Führen und Leiten genauso viel zu tun wie Altenpflege. Sollte Ihnen jeglicher Bezug zu unserem Volkssport fehlen, dann fällt Ihnen vielleicht eine andere Mannschaftssportart ein. Vielleicht erinnern Sie sich auch an ein Beispiel aus Ihrer beruflichen Praxis? Hier ist Platz für Ihre Notizen:
>
> _____
>
> _____
>
> _____

Sehen wir uns dazu den Führungsbegriff an. Vom Wortstamm her betrachtet, geht das Wort „führen" aus dem althochdeutschen „fuoren" und dem mittelhochdeutschen „vüeren" zurück und bedeutet „fahren", „in Bewegung bringen" oder „in Gang setzen". Das Wort „leiten" hat sich ebenfalls daraus entwickelt und die gleiche Bedeutung. In der Fachliteratur gab und gibt es eine große Bandbreite von Definitionen. Blessin und Wick (2014, S. 23 ff.) verwenden 20 Seiten darauf, den Führungsbegriff zu klären. Sie kommen am Ende zu folgender Definition:

Personelle Führung ist legitime bestimmende Einflussnahme auf das Handeln von Geführten in schlecht strukturierten Situationen mit Hilfe von und in Differenz zu anderen Einflüssen.

Diese Definition ist für die Praxis nicht so richtig gut brauchbar, da sie eine theoretische und für Forschungsprozesse vielleicht wichtige Abgrenzung vornimmt, die sich im Alltag einer Führungskraft allerdings so nicht wiederfindet. Wegge & Rosenstiel (2007, S. 476) legen aus Sicht der Organisationspsychologie folgende Definition für Führung zugrunde, die besser im Alltag nachvollziehbar ist:

Führung ist ein Sammelbegriff für alle Interaktionsprozesse, in denen eine absichtliche soziale Einflussnahme von Personen auf andere Personen zur Erfüllung gemeinsamer Aufgaben im Kontext einer strukturierten Arbeitssituation zu Grunde liegt.

1 Einführung

Bröckermann (2001, S. 242) definiert Personalführung aus betriebswirtschaftlicher Sicht als

... ein gleichermaßen personen- wie aufgabenbezogener Prozess, der darauf gerichtet ist, das Personal zielorientiert zu beeinflussen.

Für unser Vorhaben soll folgende Arbeitsdefinition gelten, die mir für den Alltag praktikabel erscheint:

> Führen und Leiten ist als eine Einflussnahme zu verstehen, die sich auf die Personen und die Aufgaben einer Pflegeeinrichtung bezieht, damit gemeinsam die Ziele der Pflegeeinrichtung verfolgt und erreicht werden können.

Einflussnahme kann durch Entscheidungen, Handlungen und Gespräche von Menschen einerseits sowie durch Strukturen und Normen in der Einrichtung andererseits ausgeübt werden. Ersteres wird in der Literatur als personalisierte Führung und letzteres als entpersonalisierte Führung bezeichnet. Einfluss wird nicht nur durch den Vorgesetzten ausgeübt, sondern von allen Beschäftigten und von Regelungen, die in einem Unternehmen bestehen. Wichtig ist, dass es bei der Einflussnahme immer darum geht, den Aufgaben und Zielen des Unternehmens zu dienen. Mobbing zum Beispiel, das auch eine Einflussnahme darstellt, gehört also nicht dazu, denn es dient nicht den Unternehmenszielen, sondern den persönlichen Zielen Einzelner.

Auf weitere Abgrenzungen zum Beispiel zwischen Unternehmensführung und Personalführung verzichten wir in dieser Arbeitsdefinition, weil unser Alltag in einer Pflegeeinrichtung diese Unterschiede nicht macht und ein ganzheitliches Verständnis verlangt. So hat unsere Entscheidung über ein Fortbildungsangebot für die Mitarbeiter immer auch mit der Pflegeeinrichtung in ihrer Gesamtheit zu tun und Auswirkungen auf beispielsweise finanzielle Ressourcen.

1.2 Führungsprozess

Führen ist ein Prozess und wird oft auch mit dem Begriff „Managementkreis" bezeichnet. Sie und ich - wir kennen seine Schritte schon seit vielen Jahren und Sie wissen sofort, was ich meine, wenn Sie sich die folgende Grafik des Führungsprozesses ansehen.

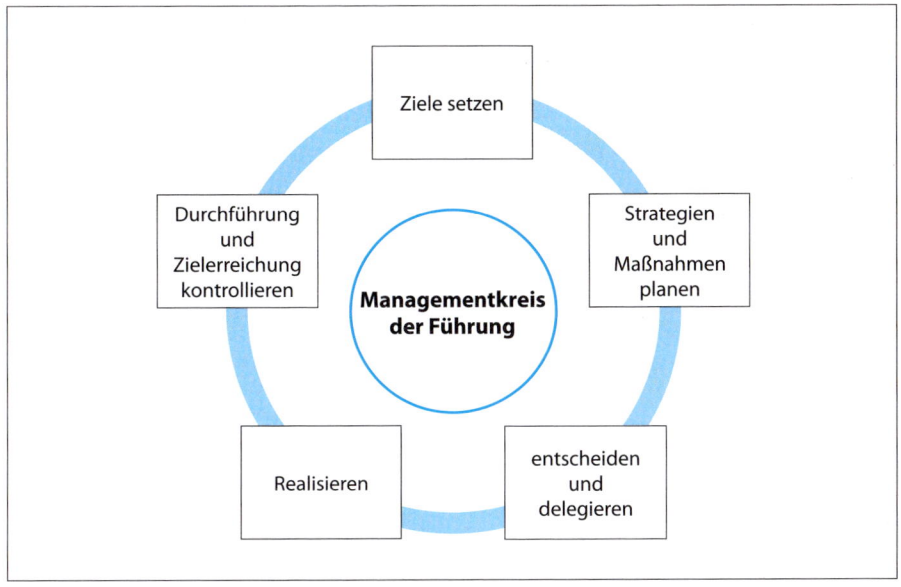

Abbildung 2: Prozessfolge der Führung

Na, kommt Ihnen das bekannt vor? So etwas kennen wir doch aus dem Pflegeprozess. Die grundlegende Methodik ist bekannt. Nur der Gegenstand ist ein anderer. Geht es im Pflegeprozess um den Pflegezustand und die Selbstpflegefähigkeit des konkreten Bewohners, beziehen sich die Führungsprozesse auf die Einrichtungsebene und die Mitarbeiter. Die Abbildung auf der nächsten Seite zeigt den Zusammenhang und die Abgrenzung zwischen Pflegeprozessen und Führungsprozessen am Beispiel einer Wundversorgung auf. Die linke Hälfte zeigt den Gegenstand des Pflegeprozesses. Die Pflegefachkraft steuert sachbezogen die Abheilung einer Wunde bei Bewohner X. Auf der persönlichen Ebene steuert sie im Beziehungsprozess Befindlichkeit, Wohlbefinden und Krankheitsbewältigung des Bewohners X. Die rechte Hälfte beschreibt die Führungsprozesse. Sachbezogen gehören dazu, die Ressourcen zu steuern, den Handlungsrahmen für alle Wundversorgungen in der Einrichtung zu definieren und auszuwerten. Personenbezogen steuert die Führungskraft, dass und wie der Mitarbeiter mit einer Wundversorgung zurechtkommt. Fühlt er sich der Aufgabe gewachsen oder führt die Aufgabe zu persönlichen Konflikten oder Belastungssituationen? Kann er sich mit den Rahmenbedingungen identifizieren oder wünscht er sich Verbesserungen?

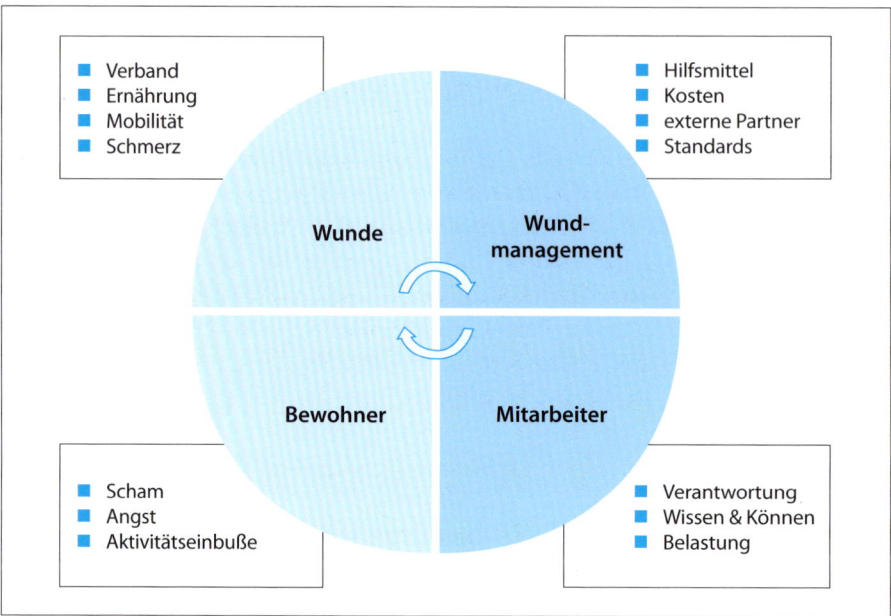

Abbildung 3: Vergleich der Pflege- und Führungsprozesse am Beispiel einer Wunde

Wir wollen uns im Seniorenzentrum Musterheim das Führen und Leiten, also die sach- und personenbezogenen Führungsprozesse ansehen. Dabei werden wir uns zunächst mit den Menschen und ihrer Zusammenarbeit in einer Organisation beschäftigen. Pflege ist eine Dienstleistung und hat daher zwangsläufig den Menschen im Zentrum der Betrachtungsweise. Das gilt nicht nur für den hilfebedürftigen sondern auch für den hilfeleistenden Menschen.

Machen wir uns also auf und sehen uns an, was es mit den Menschen im Musterheim auf sich hat. Sind Sie bereit?

2 Organisation

Das Seniorenzentrum Musterheim ist eine stationäre Pflegeeinrichtung und stellt als solche eine Organisation dar. Unter dem Begriff „Organisation" wird ein offenes, soziales Gebilde (System) verstanden, das Ziele verfolgt und eine formale Struktur aufweist. Eine Pflegeeinrichtung besteht aus Individuen und Gruppen, die arbeitsteilig ein gemeinsames Ziel für einen begrenzten Lebensbereich (Arbeit) verfolgen und sich dabei an einer Reihe von Regeln orientieren, die das Verhalten der Einzelnen koordinieren und steuern (vgl. Scholl 2007; Schulte-Zurhausen 2005). Um zu verstehen, wie eine Pflegeeinrichtung funktioniert, ist es hilfreich, sich zunächst einen Überblick über das Zusammenspiel der Menschen in einer Organisation zu verschaffen.

2.1 Überblick

Haben Sie sich schon einmal die ganz banale Frage gestellt, warum ein Mensch eine Tafel Schokolade essen kann und nicht zunimmt, während ein anderer alleine beim Anblick einer Tafel Schokolade schon gefühlt an Gewicht gewinnt? Klar. Das hat etwas mit unserem Organismus, unserem Organsystem zu tun. Das ist halt unterschiedlich.

Systeme

Wenden wir uns eine Minute lang diesem banalen Alltagsproblem zu. Was machen wir eigentlich, wenn wir Schokolade essen? Wir nehmen die Schokolade (Input), verarbeiten diese in unserem Körper (transformieren) und produzieren am Ende damit Energie und Abfallstoffe (Output). Die produzierte Energie wird unterschiedlich genutzt. Was nicht gebraucht wird, wird gespeichert (Kilos). Wieviel Schokolade wir aufnehmen, wie hoch unser Energiebedarf und am Ende die Speichermenge überschüssiger Energie ist, hängt nicht nur vom Organismus selbst, sondern auch von der Umwelt, in der wir leben, unseren Rahmenbedingungen und unseren Entscheidungen, wie wir darauf reagieren und damit umgehen wollen, ab.

Eine Pflegeeinrichtung lässt sich unter dem gleichen Blickwinkel betrachten. Sie setzt Menschen, Geld, Sachmittel und Informationen (Input) ein, erbringt damit Dienstleistungen (Transformation) und gibt diese gegen ein Entgelt an Pflegebedürftige ab (Output). So wie der Organismus zur Verarbeitung von Schokolade auf ein ausgeklügeltes Zusammenspiel verschiedener Subsysteme zurückgreift (Verdauungssystem, Nervensystem usw.), bilden sich auch in der Pflegeeinrichtung Subsysteme aus. Die Leitungs- und Organisationsstruktur oder das Personalwesen stellen genauso Subsysteme dar wie beispielsweise die Wohnbereiche. Die Übergänge an den Nahtstellen werden als Schnittstellen bezeichnet.

Die Pflegeeinrichtung agiert dabei in einer Umwelt mit Rahmenbedingungen, die Einfluss auf den gesamten Prozess ausüben. Die Verbindung zwischen den einzelnen Elementen in einem System ist die Kommunikation. Dabei kommt es ständig zu Rückkopplungen oder man könnte auch sagen Wechselwirkungen (ebd.).

Sie wissen, dass Sie nicht vorhersagen können, wie sich eine Tafel Schokolade auf das Gewicht in Kilogramm des Nachbarn genau auswirken wird, wieviel Gramm mehr oder weniger also gemessen werden können und ob die Gewichtsveränderung tatsächlich auf diese Tafel Schokolade zurückzuführen ist. Sie wissen auch, dass die Einführung eines Wundprotokolls nicht dazu führt, dass fortan alle Wunden korrekt und vollständig dokumentiert sind und als Folge eine schnellere Wundheilung erzielt wird. Sie verstehen, dass die Einflussfaktoren und Beziehungen viel komplexer sind, als dass sie sich so einfach durch eine „wenn … dann" Logik erklären und lösen lassen könnten. Es bedarf vielmehr eines systemischen Denkens und Reflektierens, wenn ich in einer Organisation etwas gezielt bewegen möchte. Als Führungskraft muss ich mir also darüber im Klaren sein, dass meiner Einflussnahme Grenzen gesetzt sind und dass auch ich selbst in meinen Entscheidungen und in meinem Handeln den Einflüssen aus meiner Umwelt unterliege. Wir müssen uns also von Vorstellungen wie „Ich bin der Macher" oder „Ich bin ganz alleine" trennen und anerkennen, dass wir ein Teil, ein Element eines Ganzen, eines Systems sind. Dieser Gedanke kann sehr hilfreich und Trost spendend sein, um mit den Herausforderungen des Alltags gesund umzugehen. Der kleine Merkzettel in Abbildung 4 hilft dabei, die wesentlichen Impulse zur Reflexion zu erinnern.

Nachdem wir eine kleine Prise Systemlehre genommen haben, wollen wir uns mit einem weiteren wichtigen Phänomen beschäftigen: den Gruppen in Pflegeeinrichtungen.

Gruppen

Pflegebedürftige Menschen benötigen regelhaft Hilfestellungen über 365 Tage im Jahr und bis zu 24 Stunden am Tag. Pflegeeinrichtungen haben den Zweck, die erforderlichen Hilfen zu erbringen. Dieser grundlegende Sachverhalt führt zwangsläufig dazu, dass eine Pflegeeinrichtung die dort arbeitenden Menschen in Gruppen zusammenführen muss, um die Aufgaben bewältigen zu können. Anders stellt sich dies beispielsweise dar, wenn der Pflegebedürftige keine Pflegeeinrichtung, sondern eine Vermittleragentur für Pflegekräfte beauftragt oder sich selbst auf dem Arbeitsmarkt eine Pflegekraft beschafft. In diesen Fällen finden wir häufig die Situation vor, dass eine einzige Pflegekraft die Versorgung über 24 Stunden pro Tag für mehrere Wochen oder Monate am Stück sicherstellt. Da sich diese Organisationsform aber für Pflegeeinrichtungen aus rechtlichen Gründen

Merkzettel	Eigene Anmerkungen und Gedanken

Als Wohnbereichsleitung
■ bin ich Teil des Systems „Pflegeeinrichtung"
■ bin ich Teil mehrerer Subsysteme
  – Leitungs-Organisationssystem
  – Personalwesen
  – Pflegesystem
  – …
■ bin ich über Kommunikation mit anderen in Beziehung
■ wirkt sich mein Verhalten auf meine Umwelt aus
■ wird mein Verhalten durch die Umwelt beeinflusst
■ muss ich bedenken
  – die Spielräume zur Gestaltung
  – die begrenzenden Umweltbedingungen und
  – die gegenseitige Einflussnahme aller Akteure und Subsysteme in der Einrichtung
■ habe ich im Blick, dass das Handeln der Pflegeeinrichtung wiederum Rückwirkungen der Umwelt auf die Pflegeeinrichtung nachsichzieht	

Abbildung 4: systemisch Denken als Führungskraft

verbietet (vgl. Abb. 5), bedarf es einer Gruppenbildung. Wir sprechen von einer Gruppe (Schulte-Zurhausen, 2005), wenn eine begrenzte Anzahl von Menschen

■ über einen längeren Zeitraum in direkter Interaktion miteinanderstehend

■ durch eine Rollendifferenzierung und gemeinsame Normen gekennzeichnet sind und

■ die ein Wir-Gefühl verbindet.

Das Zusammenführen mehrerer Menschen zur Bewältigung einer Aufgabe macht sie noch nicht zu einer Gruppe. So haben wir viele Jahre im Krankenhaus unsere Aufgaben im Sinne einer Funktionspflege arbeitsteilig organisiert, ohne Gruppenarbeit zu bewirken. Auch die Einteilung im Seniorenzentrum Musterheim in zwei Wohnbereiche führt nicht zwangsläufig zu zwei funktionierenden Arbeitsgruppen. Wenn wir nur die Zusammenarbeit und Kompetenzen der Menschen auf dem Wohnbereich regeln und die Art und Weise, wie Informationen ausgetauscht werden, haben wir die Sachebene betrachtet. Eine Gruppe bedarf aber auch einer „sozialen" Ebene, einer Beziehungsebene, die am Ende in ein Wir-Gefühl mündet.

2 Organisation

Kleiner Ausflug in das Arbeitsrecht

In Deutschland haben wir eine Vielzahl von Gesetzen, die dem Schutz des Arbeitnehmers dienen. Für Sie als Leitung und für die Beschäftigten in der Pflege ist besonders das Arbeitszeitgesetz von Bedeutung. Es ist die maßgebliche mindestens einzuhaltende Norm bei der Dienstplangestaltung. Tarifverträge und Betriebsvereinbarungen enthalten ebenfalls verbindlich einzuhaltende Vorgaben. Pausen- und Ruhezeiten sowie die tägliche und wöchentliche Arbeitszeit sind unter anderem dort geregelt. Ich empfehle Ihnen, sich einmal ganz genau mit diesen Vorschriften zu beschäftigen. Ihre Pflegeeinrichtung sollte die Texte vorhalten und Ihnen eine Einsicht ermöglichen. Machen Sie sich eine kleine Gegenüberstellung in einer Tabelle, dann haben Sie eine gute Übersicht für die Einsatzplanung.

	Arbeitszeit-gesetz	Tarifvertrag	Betriebsverein-barung	Bemerkungen
Pause				
Tägliche Arbeitszeit				
Wöchentl. Arbeitszeit				
Ruhezeit				
…				

Abbildung 5: Exkurs Arbeitszeitgesetz

Wir werden uns ausführlich in einem eigenen Kapitel mit dem Thema Gruppen beschäftigen. Fatal wäre es aber, die Menschen in einer Pflegeeinrichtung nur unter dem Aspekt von Arbeitsgruppen zu betrachten und den einzelnen Beschäftigten als Individuum aus dem Auge zu verlieren oder ihn auf die Rolle eines Gruppenmitglieds zu reduzieren.

Individuen

Traditionell hat sich Führung im letzten Jahrhundert tatsächlich darauf beschränkt, den Einzelnen als Teil einer Gruppe zu sehen. Im Grunde wurde der Mitarbeiter dabei als Objekt, als Produktionsfaktor gesehen. Sprachlich lässt sich dieser Blickwinkel an dem Ausdruck „das Personal" ablesen. Haben Sie vielleicht auch schon mal gehört? „Ich muss dem Personal noch dies oder jenes mitteilen". Dabei wurde unterstellt, dass jeder einzelne Mitarbeitende die gleichen Bedürfnisse hat und „die Mitarbeiter" ein homogenes Kollektiv bilden, das sich als solches führen lässt. Spätestens seit Schein im Jahr 1965 das Menschenbild des „komplexen Menschen" herausgearbeitet hat, befasst sich die Führungsforschung mit dem Beschäftigten als Individuum. In der Pflege kennen wir das „ganzheitliche Menschenbild", das Verständnis des Patienten oder Bewohners als einer Einheit aus Körper, Geist und Seele schon seit unserer Ausbildung. Seither wird auch von uns erwartet, die individuellen Bedürfnisse des Hilfebedürftigen herauszuarbeiten und unsere Pflege danach auszurichten. In der Führungsliteratur greifen diese Gedanken unter den Stichworten „Individualisierung" und „Vielfalt" oder neudeutsch „Diversity" um sich. Im Ergebnis bedeutet das für eine Pflegeeinrichtung, dass jeder einzelne Mitarbeiter in seiner jeweiligen Situation mit seinen individuellen Bedürfnissen betrachtet und berücksichtigt werden muss. Als Führungskraft sollten Sie also in der Lage sein, ihr Verhalten entsprechend variieren und anpassen zu können. Wir werden uns im Kapitel 2.4. mit diesem Thema vertieft beschäftigen.

Zusammenfassend können wir festhalten, dass eine Pflegeeinrichtung ein System ist, das in eine Umwelt eingebettet ist und mit dieser in Beziehung steht. Die Menschen in diesem System unterliegen Einflüssen aus der Umwelt, aus Subsystemen, aus Gruppenprozessen und aus der eigenen Biografie. Sie üben ihrerseits auf ihre Mitmenschen, die Organisation und ihre Umwelt Einfluss aus. Als Pflegedienst- oder Wohnbereichsleitung ist es wichtig, die aktuelle Situation und die Einflussfaktoren auf der Ebene der Organisation, der Arbeitsgruppen und der einzelnen Mitarbeitenden zu reflektieren und zu diagnostizieren und die Führung daran anzupassen.

2.2 Rolle und Aufgabe der Organisation

Das Seniorenzentrum Musterheim ist eingebettet in eine Umwelt. Im Gegensatz zu anderen Organisationen, z. B. einem Automobilunternehmen oder einem Karnevalsverein, hat die Gesellschaft einen zentralen Einfluss auf die Rolle und die Aufgaben des Seniorenzentrums. Stellvertretend für die Bevölkerung übt die Politik durch ihr Gesetzgebungsverfahren und die daraus resultierenden Regelungen direkten Einfluss auf die Pflegeeinrichtung aus. Art und Inhalt der Normen werden durch gesellschaftliche Entwicklungen und Wertvorstellungen geprägt.

Die Pflegeeinrichtung als Teil des Gesundheits- und Sozialsystems

1995 hat die Politik dem Umstand Rechnung getragen, dass die Gesellschaft einen Wohlstand erreicht hat, der zu einer besseren Gesundheit und einem längeren Leben für den Einzelnen beiträgt. Menschen verstarben nicht mehr regelhaft an einer akuten Erkrankung wie einer Lungenentzündung oder einem Herzinfarkt, sondern erreichten zunehmend ein Alter, in dem chronische Krankheiten die selbständige Lebensführung bedrohten. Es bestand daher ein allgemeiner Bedarf, das individuelle Lebensrisiko hilfe- und pflegebedürftig zu werden, durch die Einführung einer Pflegeversicherung abzumildern. Die neu geschaffenen Pflegekassen erhielten den Auftrag, die Versorgung der Gesellschaft sicherzustellen.

§ 69 SGB XI Sicherstellungsauftrag

Die Pflegekassen haben im Rahmen ihrer Leistungsverpflichtung eine bedarfsgerechte und gleichmäßige, dem allgemein anerkannten Stand medizinisch-pflegerischer Erkenntnisse entsprechende pflegerische Versorgung der Versicherten zu gewährleisten (Sicherstellungsauftrag). Sie schließen hierzu Versorgungsverträge sowie Vergütungsvereinbarungen mit den Trägern von Pflegeeinrichtungen (§ 71) und sonstigen Leistungserbringern. Dabei sind die Vielfalt, die Unabhängigkeit und Selbständigkeit sowie das Selbstverständnis der Träger von Pflegeeinrichtungen in Zielsetzung und Durchführung ihrer Aufgaben zu achten.

Um dies zu tun, schließen sie Versorgungsverträge mit Pflegeeinrichtungen ab, die den Versorgungsauftrag begründen.

§ 72 SGB XI Zulassung zur Pflege durch Versorgungsvertrag

(1) Die Pflegekassen dürfen ambulante und stationäre Pflege nur durch Pflegeeinrichtungen gewähren, mit denen ein Versorgungsvertrag besteht (zugelassene Pflegeeinrichtungen). In dem Versorgungsvertrag sind Art, Inhalt und Umfang der allgemeinen Pflegeleistungen (§ 84 Abs. 4) festzulegen, die von der Pflegeeinrichtung während der Dauer des Vertrages für die Versicherten zu erbringen sind (Versorgungsauftrag).

Was unter einer Pflegeeinrichtung zu verstehen ist, wurde in § 71 definiert.

§ 71 SGB XI Pflegeeinrichtungen

(1) Ambulante Pflegeeinrichtungen (Pflegedienste) im Sinne dieses Buches sind selbständig wirtschaftende Einrichtungen, die unter ständiger Verantwortung einer ausgebildeten Pflegefachkraft Pflegebedürftige in ihrer Wohnung pflegen und hauswirtschaftlich versorgen.

(2) Stationäre Pflegeeinrichtungen (Pflegeheime) im Sinne dieses Buches sind selbständig wirtschaftende Einrichtungen, in denen Pflegebedürftige:
1. unter ständiger Verantwortung einer ausgebildeten Pflegefachkraft gepflegt werden,
2. ganztägig (vollstationär) oder tagsüber oder nachts (teilstationär) untergebracht und verpflegt werden können.

Zur differenzierten Klärung, welche Leistungen mit dem Versorgungsauftrag verbunden sind und wie das Vertragsverhältnis zwischen Pflegekasse und Pflegeeinrichtung zu gestalten ist, wurden auf Landesebene Rahmenverträge nach § 75 SGB XI entwickelt und abgeschlossen. Es gibt also 16 bundeslandspezifische Rahmenverträge.

> Hier zwei Links zu Rahmenverträgen. Schauen Sie ruhig mal in so einen Vertrag rein. Sie werden sehen, wie tiefgreifend und detailliert die Leistungen beschrieben und reguliert werden.
> **Berlin:** http://www.berlin.de/imperia/md/content/sen-soziales/vertraege/sgb11/pvoll/rv_voll.pdf?start&ts=1411550831&file=rv_voll.pdf
> **Sachsen:** http://www.aok-gesundheitspartner.de/imperia/md/gpp/san/pflege/stationaer/san_pfl_vollstat_musterrahmenvertrag_san.pdf

Neben der bundesweit eingeführten Pflegeversicherung haben die Bundesländer ebenfalls den Auftrag, bedürftige Bürger zu unterstützen. Dazu erlassen sie Landespflegegesetze. In diese Gesetze fließen insbesondere Wertvorstellungen der Bevölkerung und ihrer politischen Vertreter zur Gestaltung der Versorgung ein. Sie ergänzen die fach- und sachbezogenen Vorgaben der Pflegeversicherung. Am Beispiel des im Herbst 2014 neu verabschiedeten Landespflegegesetzes in NRW (kurz: GEPA) soll dies verdeutlicht werden. So werden als Ziele des Gesetzes der Erhalt der Selbstbestimmungsrechte der Hilfebedürftigen und die Berücksichtigung der Bedürfnisse pflegender Angehöriger formuliert.

Angehörige sind in ihrer eigenen Rolle anzuerkennen, in Planung und Umsetzung strukturell einzubinden und zu unterstützen (§1). Dabei sind alle Wohn- und Pflegeangebote vorrangig einzubeziehen, die eine Alternative zu einer vollständigen stationären Versorgung darstellen (§2). Die Kreise und kreisfreien Städte sind verpflichtet, eine den örtlichen Bedarfen entsprechende pflegerische Angebotsstruktur nach Maßgabe dieses Gesetzes sicherzustellen, und beziehen hierbei die kreisangehörigen Städte und Gemeinden ein. (§4). Die Planung hat übergreifende Aspekte der Teilhabe einer altengerechten Quartiersentwicklung zur Sicherung eines würdevollen, inklusiven und selbstbestimmten Lebens, bürgerschaftliches Engagement und das Gesundheitswesen einzubeziehen (§ 7).

Die Umsetzung und weitere Konkretisierung wird in dem speziellen Teil (Wohn- und Teilhabegesetz – WTG) vorgenommen. In NRW ist dabei die Charta der Rechte hilfe- und pflegebedürftiger Menschen in den Zweck des Gesetzes (§ 1 WTG) aufgenommen worden.

2 Organisation

Das Seniorenzentrum Musterheim ist also als Dienstleister für die Pflegekasse und die Kommune tätig, damit diese ihren gesetzlichen Sicherstellungsauftrag erfüllen können. Ihre konkreten Vorstellungen, wie diese Dienstleistung aussehen soll, die sie in Auftrag geben, haben sie in Gesetzen, Durchführungsverordnungen und Verträgen formuliert (Abb. 6).

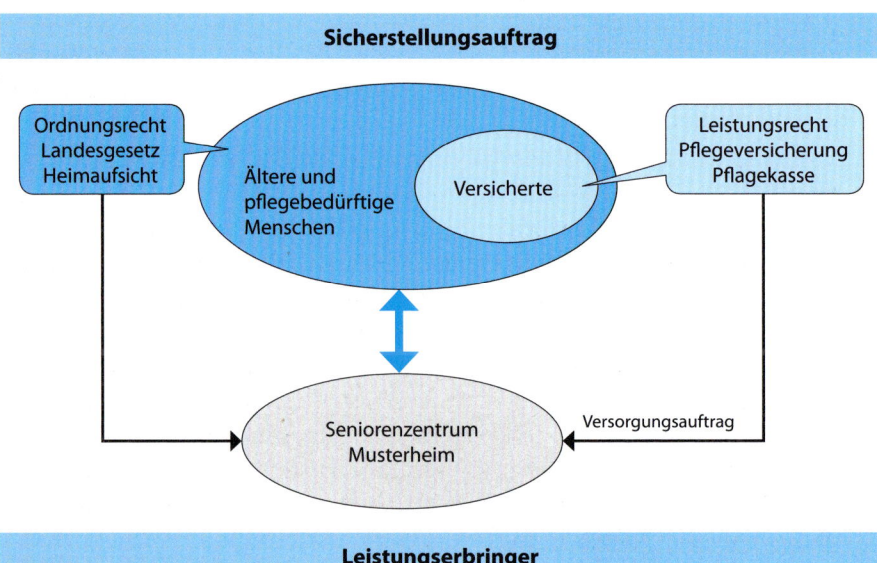

Abbildung 6: Rolle der Organisation

Wie eine Pflegeeinrichtung nun Ihren Versorgungsauftrag und die vereinbarten Rahmenbedingungen interpretiert und in konkrete Leistungen umsetzt, hängt wesentlich von dem Eigentümer (dem Träger) der Einrichtung und seinen Wertvorstellungen ab. Grundsätzlich lassen sich alle Eigentümer in drei Kategorien einteilen:

- freigemeinnützige Träger (z. B. die Wohlfahrt),
- öffentliche Träger (Kommunen),
- private Träger (Ketten und Einzelunternehmer).

Freigemeinnützige Träger haben regelhaft übergeordnete, der Gesellschaft und dem Gemeinwohl dienende oder religionsbasierte Werte als Basis ihres Handelns. Bei privaten Trägern stehen regelhaft die unternehmerische Tätigkeit und die damit verbundenen Möglichkeiten der Gewinnerzielung als Ausgangslage im Fokus. Für alle Träger gilt gleichermaßen, dass sie gut wirtschaften müssen, um die Existenz und den Fortbestand der Einrichtung und des Vermögens zu sichern. Die Wertvorstellungen des Trägers wirken sich maßgeblich auf die Unternehmenskultur einer Pflegeeinrichtung aus.

Unternehmenskultur

Unternehmenskultur lässt sich definieren als

die Gesamtheit an Normen, Wertvorstellungen und Denkhaltungen, die das Verhalten der Mitarbeiter aller Stufen und somit das Erscheinungsbild eines Unternehmens prägen (Pümpin, 1986).

Aus dieser Definition lässt sich erkennen, dass die Unternehmenskultur das Ergebnis eines Dialog- und Aushandlungsprozesses zwischen den Eigentümern und den Beschäftigten ist und durch den gesellschaftlichen Wertewandel beeinflusst wird. Dabei sind unsere Wertvorstellungen nicht direkt sichtbar, sondern kommen in Geschichten, Ritualen und unserem Verhalten zum Ausdruck. Schein (1985) hat drei Stufen einer Unternehmenskultur beschrieben. Basis ist demnach die unsichtbare und teils unbewusste Stufe, die grundsätzliche Vorstellungen zur Umwelt, zur Natur und zum Menschen beinhaltet. Aus diesen Grundhaltungen entwickeln sich das Leitbild der Organisation und seine Normen und Standards, die die zweite teils sichtbare und teils bewusste Stufe der Unternehmenskultur darstellen. Daraus entwickeln sich – dritte Stufe – Verhaltensweisen, Rituale und das äußere Erscheinungsbild und Auftreten der Organisation und ihrer Mitarbeiter. Diese sind zwar für jeden sichtbar, können aber nur mit den dahinterstehenden Wertvorstellungen verstanden werden und sind daher interpretationsbedürftig.

Denken Sie einmal an Ihren letzten Urlaub im Ausland zurück. Sie werden sich sicher daran erinnern, dass Menschen vielleicht anders gekleidet waren, andere Speisen gegessen haben und sich vielleicht auch anders verhalten haben. Sie haben das beobachtet, können das aber nur verstehen, wenn Sie auch die Geschichte und Wertvorstellungen der Menschen in diesem Land kennen. In Deutschland beobachten wir seit Jahren dazu einen Konflikt, wenn wir das Thema „Kopftuch tragende Frauen" ansehen. Wir sehen das Symbol „Kopftuch" und die Norm „außer Haus tragen", verstehen es aber nicht, solange wir uns nicht mit den dahinterstehenden Wertvorstellungen beschäftigen. Ob wir die Norm und das Symbol dann gut finden oder nicht, hängt davon ab, ob wir die Werte teilen oder nicht. Prallen sehr unterschiedliche Wertvorstellungen im Alltag aufeinander, kann es zu Konflikten kommen. Das Prinzip lässt sich auf jede Kultur eines Unternehmens übertragen.

Jetzt könnten Sie denken, das ist doch einfach. Ich muss als Führungskraft nur sehen, dass alle die gleichen Wertvorstellungen haben, dann habe ich eine hohe Akzeptanz der Normen und des gewünschten Handelns in meiner Einrichtung. Stimmt, wenn da nicht der Mensch mit seinem eigenen Willen und Überzeugungen als solches wäre und damit die Grenze meiner Einflussnahme einerseits

2 Organisation

21

und die Komplexität der Umwelt, mit ihrem raschen Wandel und der daraus resultierenden Notwendigkeit kontinuierlicher Veränderung und Anpassung andererseits.

Erinnern Sie sich an die Gedanken über Systeme in Kapitel 2.1 und Sie werden verstehen, dass Sie eine Unternehmenskultur nicht anordnen oder vorgeben können. Sie wollen auch keine zu starre Kultur in Ihrer Pflegeeinrichtung, weil diese Veränderungen erschwert oder verhindert. Es gibt auch kein Unternehmen ohne Kultur. Die Unternehmenskultur ist wie sie ist, wie immer sie auch entstanden ist. Als Führungskraft haben Sie Einfluss auf die Kultur und ihre Veränderungen, andererseits wird ihr Verhalten auch von der herrschenden Kultur beeinflusst bzw. limitiert. Sie stellt, da nicht kurzfristig, sondern nur mittel- und langfristig änderbar, eine Art Rahmenbedingung für Ihren Führungsalltag dar. Als Führungskraft wollen Sie die zugrunde liegenden Wertvorstellungen des alltäglichen Handelns transparent und sichtbar machen, diese reflektieren und eine gemeinsame begründete bzw. begründbare Haltung in einem Dialog erarbeiten. Das nennt man dann Unternehmens- oder in unserem Fall Pflegeethik.

Wir sind auf unserer Reise nun an der Tür unseres Seniorenzentrums Musterheim angekommen. Wir sehen ein neu und modern wirkendes Gebäude in hellem Klinkerstein. Der Weg zum Haupteingang führt über eine breite Treppe mit 15 cm hohen Stufen. Jede Stufe ist ca. 1 m breit. Rechts und links des Aufgangs ist kurz geschnittener Rasen, der von Beeten mit Stauden begrenzt wird. Die Fenster sind normal groß und haben einen blauen Fensterrahmen. Am Eingang flattert eine große Fahne mit dem Logo des Heims. Die Eingangstür ist aus Glas und öffnet automatisch. Wir betreten einen ca. 2 – 3 m langen Vorraum. Die Wände sind in hellgrün gestrichen, der Boden ist hellgrau gefliest. An der linken Wand hängt eine Pinnwand mit der Überschrift „Informationen“. Einige der dort hängenden Blätter sind etwas vergilbt und an den Ecken abgegriffen. Der dort angepinnte Busfahrplan ist vom letzten Sommer. Ein Blatt mit dem Namen „Veranstaltungskalender“ zeigt eine Tabelle mit Daten und Aktivitäten im aktuellen Monat. Auch das MDK Prüfergebnis hängt dort. Des Weiteren sind dort Falt- oder Infoblätter des Frauencafés der Gemeinde, eines Chorkonzerts des „Freudich-Vereins“ und der Spendenaufruf der Grundschule für eine neue Turnhalle ausgehängt. Am Ende des Vorraums ist eine weitere Glastür. In der linken Ecke steht eine Bodenvase mit jahreszeitlichen Blumen und einigen Plüschtieren und Plastikfiguren, die die Jahreszeit symbolisieren. Rechts ist ein Fenster in ca. 1,2 m Höhe mit dem Hinweis „Anmeldung“. Ein Blick durch das Fenster zeigt einen kleinen Büroraum mit PC, einen alten großen PC-Monitor, dessen graues Gehäuse leicht vergilbt wirkt und an dem kleine Post-it Zettel kleben. Auf dem Schreibtisch stehen zahlreiche Ablagekästen gestapelt, die ziemlich voll mit Papieren sind. An der Wand ist eine große Pinnwand mit diversen Dokumenten in Dokumentenhüllen. Vor dem Schreibtisch steht ein Drehstuhl ohne Lehne, der nicht mehr ganz neu aussieht. Jedenfalls dem Bezug nach zu urteilen.

Bevor wir uns bemerkbar machen, hören Sie doch mal kurz auf Ihren Bauch. Welche Gefühle entwickeln sich gerade? Begeisterung? Freude? Wohlbehagen?

Was nehmen wir sachlich-analytisch zur Kenntnis aus diesen sichtbaren Symbolen?
- Der Eingang zum Haus hat Stufen und ist schwer für Menschen mit Gehbehinderung, Rollstuhlfahrer und Seniorenmobile zu erreichen.
- Die Grünfläche ist traditionell mit Rasen und Beeten gestaltet, für Menschen mit Gehbehinderung jedoch nur schwer nutzbar bzw. mit einem erhöhten Sturzrisiko verbunden.
- Das Anmeldefenster ist für Rollstuhlfahrer über Kopfhöhe und von diesen nicht einsehbar
- Eine Kommunikation auf physischer Augenhöhe ist zwischen Anmeldung und Rollstuhlfahrer nicht möglich.
- Die sächliche Ausstattung des Büros ist veraltet.
- Die Arbeitsmethoden in der Anmeldung sind stark papiergestützt und entsprechen nicht dem aktuellen Kenntnisstand im Büro- und Work-flow-Management.
- Die Informationen am Brett sind zum Teil veraltet, optisch und inhaltlich nicht aufbereitet.
- Die Dekoration benutzt Symbole aus der Arbeit mit Kindern.

Wir wollen diese Symbole und ihre Bedeutung besser verstehen, das Seniorenzentrum Musterheim kennen lernen. Deshalb brennen wir darauf, uns das Leitbild der Einrichtung anzusehen, in dem die grundsätzlichen Wertvorstellungen beschrieben sind und das uns hilft, unsere Beobachtung bei Betreten der Einrichtung einzuordnen. Bevor wir das tun, bereiten wir uns darauf vor und beschäftigen uns mit den Grundlagen des Leitbildes und seiner Entwicklung.

Leitbild
Ein Leitbild hält schriftlich fest, welche Vorstellungen über den Menschen, das Selbstverständnis der Pflegeeinrichtung und die Zusammenarbeit mit der Umwelt bestehen. Da sich diese im Laufe der Zeit ändern, ist ein Leitbild auch nicht etwas einmal festgehaltenes und auf alle Zeit gültiges, sondern ebenfalls der Diskussion und Veränderung unterworfen. Allerdings verändern sich grundsätzliche Einstellungen nicht täglich, sondern eher mittel- und langfristig. Ein Leitbild hat damit also einen Bestand und einen normativen Charakter. Es dient vor allen Dingen der Kommunikation. Menschen in der Einrichtung können sich daran orientieren und Sicherheit in Zeiten des ständigen Wandels finden.

2 Organisation

Ein Leitbild kann Sinn stiften und die Konsensfähigkeit bei Interessensunterschieden und Konflikten erhöhen. Schließlich kann sich ein Leitbild positiv auf das „"Wir-Gefühl" auswirken.

In einer Pflegeeinrichtung fließen die Vorstellungen der Auftraggeber, des Trägers und der Fachdisziplinen (Pflege, Hauswirtschaft etc.) in den Prozess einer Leitbildentwicklung ein. Aus dem hausspezifischen Leitbild werden dann Leitbilder für die einzelnen Bereiche abgeleitet bzw. diese werden miteinander vernetzt. Ihre Entwicklung sollte alle Beschäftigten mit einbeziehen, sowohl bei der Ideensammlung als auch der anschließenden Konsenssuche und Abstimmung. Leitbilder sollten knapp und für alle gut verständlich formuliert sein und vor allen Dingen müssen sie gelebt und gepflegt werden. Viele Einrichtungen in der Pflege haben Leitbilder in der Vergangenheit erarbeitet, die es zu pflegen, d. h. zu hinterfragen, überprüfen und eventuell zu erneuern gilt.

So hat auch unser Seniorenzentrum Musterheim ein Leitbild, das wir uns ansehen wollen (Abb. 7).

In dem Leitbild finden wir keine Hinweise, die uns erklären, wie ein Mensch mit Gehbehinderung oder Rollstuhlnutzung gesehen und gefördert wird. Wir würden gerne mit den Kollegen im Seniorenzentrum den Satz aus dem Leitbild „Bewohner werden als Persönlichkeiten mit eigenen Bedürfnissen, Fähigkeiten und Gewohnheiten respektiert." unter dem Aspekt der Barrierefreiheit und physischen Kommunikation auf Augenhöhe in der Gestaltung des Eingangsbereichs diskutieren. Was sind die Bedürfnisse eines Menschen mit Gehbehinderung oder Rollstuhlnutzung und wie drücke ich meinen Respekt diesem Menschen gegenüber aus, der ihn nicht „auf seine Krankheit reduziert", sondern „ganzheitlich" sieht und „Lebensqualität" als Ziel hat? Wie trägt der Eingangsbereich dazu bei?

Auch den „sorgsamen Umgang mit Mitteln" einerseits sowie „die Unternehmenskultur, in der Respekt und Wertschätzung im Team gelebt werden" würden wir gerne bezogen auf die Arbeitsplatzgestaltung in der Anmeldung diskutieren. Wie fühlt sich die Mitarbeiterin an der Anmeldung? Hat sie ihre Arbeitsbedingungen und -abläufe „zielorientiert mitgestaltet" und ist der Arbeitsplatz das Ergebnis dieser Mitsprache?

Schließlich interessiert uns noch, um unsere ersten Eindrücke einordnen zu können, welche „theoretischen Grundlagen und Methoden" die Verwendung von Plüschtieren vor dem Hintergrund „der Persönlichkeiten der Bewohner" begründen. Aus dem Leitbild wird uns das nicht ganz klar.

Leitbild des Seniorenzentrums Musterheim

Werte
Unsere Pflege wird geprägt durch die Werte Humanität, Solidarität, Toleranz, Freiheit, Gerechtigkeit, Wärme und Geborgenheit.

Selbstverständnis
Wir beraten, begleiten und pflegen unabhängig von der politischen, ethnischen, nationalen und konfessionellen Zugehörigkeit. Pflege versteht sich als professionelle Dienstleistung. Der professionelle Umgang mit Emotionen und Intuitionen zeichnet diesen Beruf aus. Pflegekräfte verstehen sich als Berufsgruppe mit eigenständigen theoretischen Grundlagen und Methoden.

Bewohner
Bewohner werden als Persönlichkeiten mit eigenen Bedürfnissen, Fähigkeiten und Gewohnheiten respektiert. Sie werden durch unsere Pflege nicht auf ihre Krankheit reduziert. Die Pflegekraft achtet die Menschenwürde ohne Einschränkung. Pflegekräfte unterstützen Bewohner unter Einbeziehung von deren Fähigkeiten, um ihre individuelle Lebensqualität zu erhalten, zu fördern und wiederherzustellen; auch im Rahmen eines würdigen Sterbens. Pflege basiert auf einer umfassenden und ganzheitlichen Sicht des Menschen. Die Pflegekraft setzt sich individuell mit der Persönlichkeit des Bewohners auseinander, um gegenseitig Respekt, Akzeptanz und Vertrauen zu erreichen.

Angehörige
Die Familie ist ein wichtiger unterstützender Faktor, deshalb beziehen wir Angehörige aktiv in die Pflege mit ein. Wir unterstützen Angehörige durch Beratung und Begleitung.

Mitarbeiter
Pflege ist teamorientiert. Wir vertrauen uns gegenseitig und können uns aufeinander verlassen. Vertrauen ist die Grundlage für eine gute Zusammenarbeit. Wir tragen zu einer Unternehmenskultur bei , die konstruktive Kritik ermöglicht und ein Klima schafft, in dem gegenseitige Toleranz, Respekt und Wertschätzung gelebt werden. Pflegekräfte arbeiten kooperativ und gleichwertig mit allen Berufsgruppen zusammen. Sie entwickeln und zeigen eine besondere Leistungsbereitschaft, übernehmen Verantwortung im Arbeitsfeld und gestalten die Abläufe und Bedingungen zielorientiert mit.

Führung
Für die Leitungen im Seniorenzentrum Musterheim sind Führungskräfte Vorbild – mehr durch Handeln als durch Reden. Sie stehen zu ihrer Verantwortlichkeit. Sie behandeln alle gleich , ohne alle gleich zu machen. Sie sprechen Mängel offen und rechtzeitig an und haben den Mut zu Konsequenzen. Sie motivieren durch Lob und Anerkennung.

Qualität
Pflegequalität bedeutet für uns immer auch Lebensqualität. Voraussetzung für Qualität ist, dass wir mit den uns anvertrauten Mitteln sorgsam umgehen, nachhaltig wirtschaften und für Transparenz sorgen, was ihre Verwendung angeht.

Abbildung 7: Leitbild des Seniorenzentrums

2 Organisation

Sie sehen, weder die Symbole noch das Leitbild können isoliert betrachtet, ausreichende Erklärungen liefern. Das Leitbild ist dafür zu wenig konkret, die Symbole erlauben zu viel Interpretationsspielraum. Es bedarf also eines Gesprächs und einer Betrachtung weiterer Regelungen und Verhaltensmuster, um zu verstehen.

Ein Leitbild leben und pflegen bedeutet folglich auch: es im Alltag für die anstehenden konkreten Entscheidungen und Verhaltensmuster als Orientierungshilfe zu benutzen. Im Seniorenzentrum Musterheim hätte eine solche Frage lauten können:

„Wie wollen wir jahreszeitliche Dekorationen gestalten, die
- der Persönlichkeit der Bewohner, ihren Bedürfnissen und Fähigkeiten Respekt zollen,
- auf nachvollziehbaren theoretischen Grundlagen fußen,
- zum subjektiven Wohlbefinden und zur Lebensqualität beitragen (Freude, Geborgenheit)
- und einem wirtschaftlichen, sorgsamen Einsatz unserer Mittel entsprechen?"

Mag sein, dass am Ende Plüschtiere das Ergebnis sind oder aber auch die Erkenntnis, dass noch kein einheitliches Verständnis unter den Mitarbeitern im Sinne des Leitbildes vorliegt.

Sie kommen möglicherweise mit Ihrem Team zu anderen Diskussionsergebnissen. Probieren Sie es doch mal aus.

Zusammenfassend stellen wir fest, dass sowohl die Gesellschaft durch den Gesetzgeber und die Pflegekassen als auch die Eigentümer einer Pflegeeinrichtung Einfluss auf die Leistungserbringung haben. Die Länder- und Kommunen sowie die Pflegekassen haben den Auftrag, eine pflegerische Versorgung bedarfsgerecht sicherzustellen. Dazu schließen sie Verträge mit Eigentümern von Pflegeeinrichtungen, die dadurch einen Versorgungsauftrag erhalten. Art und Inhalt, wie dieser Auftrag auszuführen ist, sind detailliert festgelegt. Auch die grundlegend zu verfolgenden Werte und Einstellungen sind definiert. Neben diesen aus dem Auftrag resultierenden Vorgaben haben die Träger eigene Vorstellungen und Ziele, die sie umgesetzt wissen möchten. Schließlich hat jeder in der Einrichtung tätige Mensch ein individuelles Wertesystem, das sein Handeln prägt. Aufgabe der Führungskräfte vor Ort ist es, die unterschiedlichen Einstellungen transparent zu machen und über Aushandlungs- und Reflexionsprozesse einen Wertekanon zu vereinbaren, der die gemeinsame Basis in der täglichen Zusammenarbeit begründet. Das Leitbild ist das schriftlich fixierte Ergebnis dieser Abstimmungsprozesse. Es kann im Alltag die Kommunikation über Verhaltensweisen, Regelungen und Entscheidungen erleichtern und Orientierung und Sicherheit bieten. Dazu ist es erforderlich, das Leitbild mit Leben zu füllen und zu einem selbstverständlichen Bestandteil der täglichen Praxis werden zu lassen.

Auch wenn es unbestritten ist, dass ein gemeinsames Grundverständnis die Zusammenarbeit erleichtert und den Kontroll- und Regulierungsbedarf durch Führung reduziert, haben wir damit noch keine funktionierenden Arbeitsgruppen oder Teams geschaffen. Wir haben bereits festgestellt (Kap. 2.1), dass nur die Zuordnung mehrerer Menschen auf einen Bereich und die Organisation der Zusammenarbeit noch keine Gruppe begründet. Deshalb wollen wir uns im nächsten Kapitel ausführlich mit dem Thema Gruppen beschäftigen.

2.3 Gruppen

Im Alltag ersetzen wir das Wort „Gruppe" häufig mit dem Begriff „Team". In der Literatur gibt es Autoren, die zwischen den beiden Worten einen Unterschied machen und andere, die beide Begriffe als Synonym verwenden. Ich habe mich entschieden, für unsere weiteren Gedankengänge hier Rosenstiel (2007) folgend keine Differenzierung vorzunehmen und werde daher beide Begriff synonym verwenden.

Wir wollen uns zunächst mit den Merkmalen einer Arbeitsgruppe und den Bedingungen, die für eine Arbeitsgruppe erforderlich sind, beschäftigen. In Kapitel 2.1 haben Sie die Definition einer Gruppe kennen gelernt, die wir uns nun genauer ansehen.

2 Organisation

27

Mehrzahl von Personen

Wie groß sollte eine Gruppe sein? Damit wir von einer Gruppe sprechen können, muss sie mindestens drei Personen umfassen. Wenn wir Pflege als einen Problemlöseprozess verstehen, empfiehlt die Wissenschaft für derartige Komplexaufgaben eine Gruppengröße von fünf Personen. Aus Sicht der Leitungsorganisation sollte die Leitungsspanne nicht mehr als 30 Mitarbeiter mit gleichartigen Routineaufgaben bzw. sechs bis acht Mitarbeiter mit spezialisierten Aufgaben umfassen. Grundsätzlich lässt sich feststellen, dass mit steigender Gruppengröße der Gruppenzusammenhalt und die Zufriedenheit der Einzelnen mit der Mitgliedschaft sinken (vgl. v. Rosenstiel, 2007).

In unserem Seniorenzentrum Musterheim gibt es zwei Wohnbereiche und vier Wohngruppen. Pro Wohngruppe sind 12 Mitarbeiter mit einem Stellenumfang von rund acht Vollzeitkräften (VK) eingesetzt, auf einem Wohnbereich arbeiten folglich 24 Mitarbeiter im Tagdienst zusammen. Hinzu kommen fünf Mitarbeiter für den hausübergreifenden Nachtdienst. Während der Nachtdienst eine gute Gruppengröße aufweist und auch die Leitungsspanne für den Wohnbereich den Empfehlungen entspricht, erfordert der Tagdienst eine weitere Untergliederung der Wohngruppen, will man eine optimale Gruppengröße erreichen. Hier wäre die Bildung von Bezugspflegeteams innerhalb der Wohngruppen eine Option. Es wären entweder drei Teams mit jeweils vier Mitgliedern oder zwei Teams mit sechs Mitgliedern pro Wohngruppe denkbar (vgl. Abb. 8).

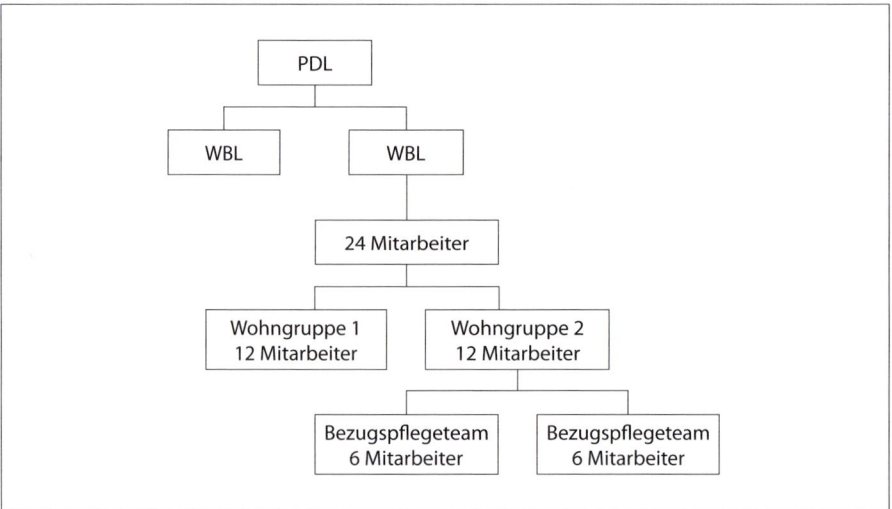

Abbildung 8: Bildung von Gruppengrößen

Interaktion

Eine gemeinsame ganzheitliche Aufgabe einer Gruppe ermöglicht nicht nur ein höheres Maß an Selbstregulation, sondern auch an sozialer Unterstützung (vgl. Ulich 2011). Die soziale Unterstützung einer Gruppe wirkt als Puffer in Stresslagen und verhilft dem Einzelnen, die Situation zu bewältigen. Im Ergebnis wird dadurch die subjektive Beanspruchung bei objektiv bestehender Belastung reduziert. Damit dieser Effekt eintreten kann, sind eine vertrauensvolle Kommunikation auf der Beziehungsebene zwischen den Gruppenmitgliedern und eine den Aufgaben angemessene Struktur persönlicher Kontakte und Kommunikation erforderlich.

Das Musterheim leidet wie alle stationären Pflegeeinrichtungen an einem sehr knapp bemessenen Personalschlüssel. Dadurch ist der Zeitmangel in der Versorgung der Bewohner ein objektiv bestehender und kurzfristig nicht zu beseitigender Stressfaktor. Darüber hinaus stellt die Wohngruppe mit dem Schwerpunkt Demenz für die dort tätigen Mitarbeiter eine weitere Belastungssituation dar. Es wäre also wünschenswert, im Sinne der Gesundheit der Mitarbeiter, eine wirksame soziale Unterstützung durch Gruppenarbeit zu fördern.

Dauer

Eine Gruppe benötigt Zeit, um sich zu bilden. Wir werden uns der Teambildung später noch widmen. Bei bestehenden Gruppen lassen sich geschlossene und offene Gruppen voneinander unterscheiden. Geschlossene Gruppen sind durch eine lange Zusammengehörigkeit der gleichen Gruppenmitglieder gekennzeichnet. Sie sind einerseits sehr stabil, andererseits aber häufig auch wenig empfänglich für Veränderungen. Offene Gruppen verzeichnen mehr Wechsel in der Zusammensetzung (z. B. durch Fluktuation oder Rotation). Sie sind aufgeschlossener gegenüber Veränderungsprozessen, auf der anderen Seite aber auch in der subjektiven Wahrnehmung belastender, da sie mit jedem Wechsel die Teambildungsphasen neu durchlaufen müssen. Da es heute im Zeichen der ständigen Veränderungsprozesse durch neue gesetzliche oder fachliche Anforderungen für eine Pflegeeinrichtung wichtig ist, Offenheit für Neues zu fördern, muss die Führung also einen Ausgleich zwischen Stabilität einerseits und Belastung andererseits diesbezüglich suchen.

Im Seniorenzentrum Musterheim hat es aufgrund von Krankheit und Rente in den letzten zwei Jahren einige Fluktuation gegeben, so dass deshalb mehr der Fokus auf Stabilisierung gelegt werden könnte. Zumal auch in den kommenden Jahren noch einige Kollegen aus Altersgründen ausscheiden werden und derzeit in der Ausbildung befindliche neue Kollegen in die Teams aufgenommen werden sollen.

Rollendifferenzierung

Neben der von einer Organisation vorgesehenen Rollenverteilung, die über das Organigramm und die Stellenbeschreibungen beschrieben ist, werden die Rollen in einer Gruppe weitergehend durch diese entwickelt. Eine Rolle ist durch Erwartungen an das Verhalten einer Person gekennzeichnet, die die anderen Gruppenmitglieder dieser Person gegenüber entgegenbringen (vgl. Schulte-Zurhausen, 2005). Dabei lässt sich einmal die vertikale Perspektive beschreiben, die das Gefüge von Über- und Unterordnung festlegt. Losgelöst von formalen Qualifikationen und Stellenbeschreibung findet sich ein Mitglied, das für die Zielerreichung (Lokomotion) bei der Bearbeitung der Aufgaben zuständig ist. Der sogenannte Tüchtigkeitsführer. Daneben kann es noch einen zweiten Führer geben, der für das Gruppenklima und den Zusammenhalt (Kohäsion) Sorge trägt und der als Beliebtheitsführer beschrieben wird. Die Zuordnung durch die Gruppenmitglieder kann im Einklang stehen mit den formalen Strukturen des Organigramms, muss aber nicht. Neben der Führungsrolle werden weitere Rollenzuweisungen herausgebildet, die sich mit der soziometrischen Methode nach Moreno über ein Soziogramm darstellen lassen (vgl. Abb. 9). Beispiele hierfür sind der Experte, der Mitläufer, der Außenseiter oder der Sündenbock.

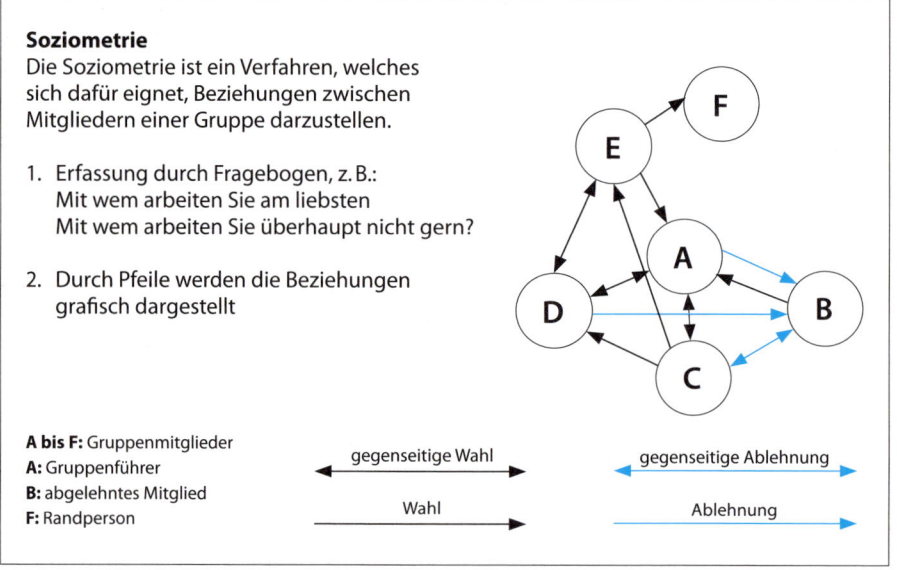

Soziometrie
Die Soziometrie ist ein Verfahren, welches sich dafür eignet, Beziehungen zwischen Mitgliedern einer Gruppe darzustellen.

1. Erfassung durch Fragebogen, z.B.:
   Mit wem arbeiten Sie am liebsten
   Mit wem arbeiten Sie überhaupt nicht gern?

2. Durch Pfeile werden die Beziehungen grafisch dargestellt

A bis F: Gruppenmitglieder
A: Gruppenführer
B: abgelehntes Mitglied
F: Randperson

gegenseitige Wahl

Wahl

gegenseitige Ablehnung

Ablehnung

Abbildung 9: Rollen im Soziogramm darstellen

Konformität mit Normen, Werten, Zielen

Innerhalb einer Gruppe bilden sich auf bestimmten Gebieten eigene Normen und Werte heraus. Häufigste Norm ist die Leistungsnorm. Die Gruppe legt also fest, wieviel und welche Leistung sie von jedem Mitglied erwartet. Verstößt ein Mitglied gegen diese Norm, wird es offen oder verdeckt von der Gruppe sanktioniert. Schwierigkeiten können insbesondere auftreten, wenn die Gruppe sehr heterogen ist, also die Vorstellungen der Mitglieder sehr voneinander abweichen.

Im Seniorenzentrum Musterheim konnten solche Effekte in der jüngsten Vergangenheit beobachtet werden. So werden im Spätdienst der Wohngruppe 1 grundsätzlich Mehrarbeitszeiten geltend gemacht. Die Kollegen überziehen ihre Arbeitszeit regelmäßig abends um 30 Minuten, weil sie die Arbeit nicht in der vorgegebenen Zeit schaffen würden. Objektiv hat die Wohngruppe 1 aber die meisten Bewohner mit Pflegestufe 1 und der Mehrbedarf lässt sich nicht objektivieren. In der Wohngruppe 3 im Erdgeschoss haben zwei Mitarbeiter kurz nach der Einstellung wieder gekündigt. Die Kollegen der Wohngruppe 3 hatten sich ihrerseits mehrfach über die neuen Kollegen beschwert und angeführt, dass diese nicht ordentlich genug arbeiten würden und ständig nur zum Rauchen gingen. In der Wohngruppe 2 häufen sich Beschwerden über eine neue, noch sehr junge Kollegin. Angehörige, Kollegen und Bewohner kritisieren die Sprache und den Umgangston der neuen Kollegin als „pampig", „frech" und wenig empathisch.

Wir-Gefühl, Kohäsion

Unter Kohäsion wird das Ausmaß wechselseitig positiver Gefühle verstanden. Ein Anwachsen der Kohäsion fördert das Zusammengehörigkeitsgefühl und das Wir-Gefühl der Gruppe. Auf der emotionalen Ebene vermittelt eine hohe Kohäsion das Gefühl von Geborgenheit und auf der Handlungsebene schützt es den Einzelnen vor Kontrollverlust. Mit einem hohen Wir-Gefühl geht regelmäßig eine hohe Arbeitszufriedenheit und eine geringe Fehlzeiten- und Fluktuationsrate einher. Deshalb ist eine hohe Kohäsion einerseits wünschenswert, andererseits führt ein starkes Wir-Gefühl einer Gruppe nicht zwangsläufig zu einer guten Leistung. Es sind durchaus auch schwache Gruppenergebnisse möglich (vgl. v. Rosenstiel, 2007).

Im Musterheim ist die niedrige Krankheitsrate der Wohngruppe 4 bereits legendär. Seit Jahren liegt sie mit rund 2 % deutlich unter der Krankheitsrate der anderen Wohngruppen, obwohl die Arbeitsbelastung durch hohe Pflegestufen und die geronto-psychiatrisch veränderten Bewohner eher als hoch einzuordnen ist und das Team ein hohes Durchschnittsalter aufweist.

Wir können festhalten, dass Gruppen nicht nur der zweckdienlichen Zusammenarbeit dienen, sondern darüber hinaus vielfältige menschliche Bedürfnisse befriedigen können. Insbesondere der Möglichkeit der sozialen Unterstützung kommt dabei im Kontext gesundheitsförderlicher Überlegungen ein hoher Stellenwert zu, da der Pflegeberuf sowohl physische als auch psychische Stressoren mit sich bringt, die nur eingeschränkt beseitigt werden können. Damit Gruppen sich entwickeln können, bedarf es sowohl personaler als auch organisationaler Bedingungen, die wir uns kurz verdeutlichen wollen (Abbildung 10).

personal	organisational
■ Kontakthäfigkeit ■ wahrgenommene Ähnlichkeit ■ Bindung des Einzelnen an die gemeinsame Aufgabe	■ Räumliche Nähe ■ Möglichkeit zur unmittelbaren Kommunikation ■ Kleine Arbeitseinheiten ■ Verpflechtung der Arbeitsinhalte ■ Zusammensetzung der Gruppe

Abbildung 10: Bedingungen für Gruppen

Die Kontakthäufigkeit ist ein ganz wichtiger Punkt zur Gruppenbildung. Nur wenn ich regelmäßig und wiederkehrend in Kontakt mit einer anderen Person bin, kann ich diese kennenlernen, Sympathien entwickeln und eine Beziehung aufbauen. Je mehr Ähnlichkeiten ich zwischen der anderen Person und mir feststelle, umso eher habe ich den Wunsch nach Kontakt und Nähe zu dieser Person. In der Praxis stellt sich diese zentrale Anforderung als kritisch dar, wenn wir viele Teilzeitbeschäftigte und geringfügig Beschäftigte einsetzen und vielleicht auch noch große Teams mit 20 und mehr Personen vorfinden.

Neben der Kontakthäufigkeit müssen sich die einzelnen Mitglieder der von der Gruppe zu bewältigenden Aufgabe zugetan und verbunden fühlen. Das kann durchaus problematisch sein bei Menschen, die aus anderen Berufen aufgrund von Arbeitslosigkeit in das Arbeitsfeld der Altenpflege gedrängt wurden oder bei Kollegen, deren Interesse mehr im medizinisch-technischen Bereich liegt und die sich nun vorwiegend mit grundpflegerischen und psychosozialen Aufgaben konfrontiert sehen. Die räumliche Nähe ist in der stationären Pflege regelmäßig kein Problem. Möglichkeiten zur unmittelbaren Kommunikation und zur informellen Kommunikation sind zwingend erforderlich, damit ich in Kontakt mit den Kollegen sein kann. Dazu bieten sich einerseits formalisierte Gelegenheiten wie Dienstbesprechungen, Betriebsfeiern und Übergaben an, aber auch Pausen oder sogenannte „Kommunikationsinseln" sind von Bedeutung. In diesem Zusammenhang ist die manchmal zu beobachtende Verknappung der Übergabezeiten und die Ausgrenzung bestimmter Teammitglieder an den Übergaben genauso kritisch zu sehen, wie die leidige Diskussion über Pausenzeiten. Natürlich erhöhen kleine Arbeitseinheiten die Kontakthäufigkeit und die Gelegenheit zum persönlichen Austausch. Dieser wird umso fruchtbarer je mehr die Zusammensetzung des Teams sich fachlich ergänzt und persönlich Ähnlichkeiten zwischen den Mitgliedern wahrgenommen werden können. Hier müssen Gruppengrößen von über 20 Mitarbeitern, dabei vielfach Teilzeitmitarbeiter, als wenig hilfreich bewertet werden. Auch der Fachkräftemangel führt dazu, dass bei der Zusammensetzung des Teams bei Neueinstellungen der Aspekt der „Passung" häufig auf der Strecke bleibt. Schließlich bedarf eine Gruppenbildung der Verflechtung von Arbeitsinhalten, so dass durch die Zusammenarbeit Erfolgserlebnisse ermöglicht werden und das Wir-Gefühl gefördert wird. Auch zu diesem Punkt lässt sich beobachten, dass in den letzten Jahren die Hervorhebung der Bezugspflegefachkraft unter diesem Aspekt eher kontraproduktiv ist. So wird eine gesundheitliche Verbesserung eines Bewohners nur noch selten als Erfolg des gesamten Teams wahrgenommen, genauso wie ein Pflegefehler nicht dem Team, sondern einzelnen Gruppenmitgliedern angelastet wird.

So positiv sich funktionierende Gruppen auf die Arbeitszufriedenheit und Gesundheit des Einzelnen auswirken können, es gibt auch Risiken und Nebenwirkungen, die unserer Beachtung bedürfen. So kann es durch ein starkes Wir-Gefühl zu einer Überbetonung der eigenen Gruppe und ihrer Interessen kommen, die eine Zunahme von Konflikten zwischen verschiedenen Gruppen verursachen kann. Sie kennen vielleicht das Konfliktthema Tagdienst versus Nachtdienst. Nicht jeder fühlt sich in jeder Gruppe geborgen und wohl. Ich denke, das haben Sie schon erkannt, als Sie sich mit den gerade diskutierten Merkmalen befasst haben und können sich vielleicht auch an eigene Erfahrungen erinnern. Gruppen können als Zwang und Fremdbestimmung erlebt werden. In Folge kann es zu Motivationsverlusten kommen, die die Leistung und Effizienz einer Gruppe nachteilig beeinflussen. In der Sozialpsychologie werden dazu folgende die Motivation beeinträchtigenden Effekte beschrieben:

- Social-loafing Effekt (sozialer Müßiggang). Die Leistung im Team bleibt hinter den eigentlich möglichen Leistungen zurück. Ursache hierfür ist vor allen Dingen, dass es keine Bewertungsstandards und kein Feedback zu der individuellen Leistung gibt oder der Einzelne die Aufgabe bzw. seinen Beitrag dazu als unbedeutend ansieht.
- Free-rider-Effekt (Trittbrettfahrer). Hierbei entscheidet sich der Einzelne bewusst, seine Anstrengung zu reduzieren, in der Regel, weil er der Meinung ist, die Leistung der anderen sei ausreichend zur Zielerreichung.
- Sucker-Effekt (nicht der Dumme sein wollen). Auch hier wird bewusst die eigene Anstrengung heruntergefahren, weil man der Meinung ist, es gäbe Trittbrettfahrer in der Gruppe und man selbst will nicht als der Dumme da stehen.

Zusammenfassend können wir festhalten, dass gut funktionierende Arbeitsgruppen sowohl personale als auch organisationale Bedingungen benötigen. Sie bieten die Chance einer höheren Selbstregulation und der sozialen Unterstützung bei der Aufgabenbewältigung sowie einer höheren Arbeitszufriedenheit verbunden mit geringeren Fehlzeiten und Fluktuationsraten. Darüber hinaus können sie zu einer höheren Kreativität, Innovationsfähigkeit und Effizienz führen. Anderseits bergen sie das Risiko, dass die Leistungen der Gruppe hinter den Ergebnissen der Einzelarbeit zurückbleiben, es bei einzelnen Mitgliedern zu Motivationsverlusten kommt und das sehr kohärente Gruppen Veränderungen und Innovationen verhindern sowie Intergruppenkonflikte fördern.

Wir haben uns die Arbeit in den Wohngruppen des Seniorenzentrums Musterheim unter den Merkmalen der Gruppenarbeit angesehen und betrachtet, wann aus einer Ansammlung von Mitarbeitern eine Arbeitsgruppe werden kann. Die Aufgaben auf den Wohngruppen ließen sich alternativ auch als Funktionspflege organisieren. Denkbar ist auch ein Primary Nursing Ansatz oder das Versorgungsmuster der ambulanten Pflege mittels Tourenplan. Diese Formen der Zusammenarbeit stellen keine Gruppenarbeit dar. Bevor wir uns im nächsten Abschnitt weitere Arten der Gruppenarbeit und ihren Nutzen für die Einrichtung und die Mitglieder ansehen, bitte ich Sie die Vor- und Nachteile der Gruppenarbeit auf den Bereichen zu reflektieren.

Diese Punkte sprechen für Gruppenarbeit in den Wohngruppen	Diese Punkte sprechen für alternative Formen der Zusammenarbeit in den Wohngruppen

Arten von Arbeitsgruppen

In nahezu allen Einrichtungen werden für bestimmte Aufgaben hausübergreifende zusätzliche Arbeitsgruppen eingerichtet. Wir wollen uns einige, häufig vorkommende Arten ansehen.

Ausschuss

Ein Ausschuss wird formal zum Zweck des Informationsaustausches, der Beratung, der Entscheidung oder Ausführung gebildet. Die Mitglieder treffen sich zu bestimmten Zeiten, um sich in einer Sitzung über eine gemeinsame Aufgabe auszutauschen und zu beraten. Dabei steht die gleichberechtigte Zusammenarbeit im Vordergrund (vgl. Schulte-Zurhausen, 2005). Bei Umbau- oder Neubaumaßnahmen wird beispielsweise regelmäßig ein Bauausschuss gebildet. Er ist auf den Zeitraum der Maßnahme befristet. Im Vordergrund steht die Information und Beratung. Ein zeitlich unbefristeter Ausschuss ist der Arbeitsschutz- oder Arbeitssicherheitsausschuss (ASA). Er muss nach § 11 Arbeitssicherheitsgesetz in jedem Unternehmen mit mehr als 20 Beschäftigten eingerichtet werden. Der Arbeitsschutzausschuss hat die Aufgabe, Anliegen des Arbeitsschutzes und der Unfallverhütung zu beraten. Er trifft sich üblicherweise viermal im Jahr. Der Ausschuss setzt sich zusammen aus einem Vertreter der Unternehmensführung, zwei Mitgliedern der Personalvertretung, der Fachkraft für Arbeitssicherheit, dem Sicherheitsbeauftragten und dem Betriebsarzt. Weitere Personen können hinzugezogen werden. In den Sitzungen werden häufig auch To-Do-Listen oder Aktionspläne erstellt, die der Verbesserung der Arbeitssicherheit und der Unfallverhütung dienen. Über die Sitzungen wird ein Protokoll erstellt.

Das Seniorenzentrum Musterheim hat sich für eine Zusammenarbeit mit externen Fachleuten entschieden. Es besteht eine Kooperationsvereinbarung mit dem niedergelassenen Arzt Dr. Zunft über die betriebsärztliche Betreuung und mit dem Institut FaSi-Safe, dass die Fachkraft für Arbeitssicherheit Frau P. stellt. Im Haus wurde der Haustechniker Herr M. zum Sicherheitsbeauftragten bestellt und weitergebildet. Der Ausschuss besteht aus folgenden Mitgliedern:

- Einrichtungsleitung (Arbeitgeber)
- Haustechniker Herr M. (Sicherheitsbeauftragter)
- Pflegefachkraft Frau X (Personalvertretung)
- Betreuungsassistentin Frau Y (Personalvertretung)
- Dr. Zunft (Betriebsarzt)
- Frau P vom Institut FaSi-Safe (Fachkraft für Arbeitssicherheit)

In der letzten Sitzung wurden die anstehenden Schutzimpfungen für die Mitarbeiter und der Umgang mit Elektrogeräten, die im Besitz der Bewohner sind (z. B. Fön, Kaffeekocher), beraten.

Qualitätszirkel

Qualitätszirkel dienen vor allen Dingen der Lösung von Problemen im Arbeitsalltag und damit der Verbesserung von Prozessen und Arbeitsergebnissen. Kernmerkmal ist der Leitgedanke „Betroffene zu Beteiligten machen", d. h. die Mitglieder des Qualitätszirkels bestimmen sich nach dem zu lösenden Problem. Innerhalb des Qualitätszirkels besteht eine gleichberechtigte Zusammenarbeit, die von einem Moderator begleitet wird. Die Mitglieder erklären ihre Mitarbeit in einem Qualitätszirkel freiwillig. Idealerweise kommt der Wunsch nach einem Qualitätszirkel von den Betroffenen selbst. Der Qualitätszirkel erarbeitet einen Vorschlag zur Problemlösung und legt diesen der Leitungsebene zur Entscheidung vor.

2 Organisation

Methodische Schritte des Qualitätszirkels

- Abgrenzung des Themas: Konkret, in der Themenwahl muss die tägliche Praxis der Mitarbeiter eingehen. Mitarbeiter müssen für das Thema in der Praxis verantwortlich/beteiligt sein.
- Feststellung der aktuellen Situation: Analyse,
- Bestimmung der Problempunkte: Ursachenforschung,
- Bestimmung eines Katalogs von Anforderungen und Zielen,
- Vorstellungen über die angestrebte Situation: Zielvorstellungen besprechen,
- Formulierung von Vorschlägen zur Erreichung der angestrebten Situation,
- Erstellen eines Qualitätsprofils: Problem, Gegenüberstellung tabellarisch (Ist-Soll), To-do-Liste.

Abbildung 11: Methode Qualitätszirkel

Im Seniorenzentrum Musterheim ist organisatorisch die Arbeit in Qualitätszirkeln vorgesehen. Dazu werden einmal im Monat zwei Stunden zur Verfügung gestellt. Die Koordination obliegt der Pflegedienstleitung. So gab es beispielsweise im Haus immer wieder Differenzen, weil die Essenswagen von den Wohngruppen für die Küche zu spät runter gebracht wurden. Die Pflege argumentierte, es ginge nicht früher, da die Bewohner in Ruhe Essen müssten und das so viel Zeit beanspruche. Auf Anregung einer Pflegefachkraft wurde das Problem in die Qualitätszirkelarbeit aufgenommen. Von jeder Wohngruppe nahm eine Pflegekraft teil. Aus der Hauswirtschaft erklärten zwei Mitarbeiter aus der Küche ihr Interesse an einer Mitarbeit. Die noch sehr agile Vorsitzende des Bewohnerbeirats freute sich ebenfalls über eine Teilnahme. Die Moderation wurde von der Küchenleitung übernommen. Ziel des Qualitätszirkels war es, eine Lösung zu finden, die sowohl die Bewohnerinteressen als auch die Interessen der Kollegen aus Pflege und Hauswirtschaft zufriedenstellt und dabei die wirtschaftlichen Rahmenbedingungen beachtet. Das erarbeitete Qualitätsprofil sah so aus:

Problem:
Die Rückführung der Essenswagen mittags kollidiert mit den Einsatzzeiten der Kollegen in der Küche. Um die Reinigung und Entsorgung der Essenswagen ordnungsgemäß durchführen zu können, fallen infolge Mehrarbeitsstunden an.

Ist	Soll	Maßnahmen	Priorität
Der Zeitkorridor für die Mittagsmahlzeit ist zu knapp.	Der Zeitkorridor ermöglicht eine entspannte Mahlzeit.	Der Zeitkorridor wird auf eine Stunde von 12 – 13 Uhr festgelegt.	2
Die Pflegekräfte stehen unter Druck, den Wagen zurückzubringen.	Die Pflegekraft bringt den Wagen nach Abschluss der Mahlzeit in die Küche.	Die Pflegekraft bringt den Wagen zwischen 13:15 und 13:30 Uhr in die Küche.	1
Die Küchenmitarbeiter müssen regelmäßig Mehrarbeit leisten.	Der Küchenmitarbeiter kann die Reinigung sorgfältig in der Regelarbeitszeit vornehmen.	Es wird eine neue Schicht eingeführt, die morgens 1 Stunde später beginnt und mittags 1 Stunde später endet. Dafür wird das morgendliche Kaffee kochen auf den Wohngruppen von der Pflege übernommen.	1

Der Vorschlag wurde von den Leitungskräften befürwortet und vier Wochen lang ausprobiert. Eine Evaluation zeigte eine hohe Zufriedenheit aller Beteiligten und eine Verbesserung der Zusammenarbeit. Das Vorgehen wurde infolge in den Regelbetrieb aufgenommen.

Projektgruppen

Die Projektarbeit ist durch die Gruppenarbeit als Arbeitsform gekennzeichnet. Projekte werden immer dann initiiert, wenn eine komplexe, neuartige Aufgabe ansteht. Für Projekte stehen im Rahmen des Projektmanagements definierte Methoden und Techniken zur Verfügung, die sich auf die Planung und Durchführung von Projekten beziehen. In diesem Kontext wird für die Steuerung regelhaft ein Lenkungsausschuss gegründet und für die Durchführung des Projektes eine Projektgruppe gebildet, die von einem Projektleiter geführt oder einem Projektkoordinator moderiert wird. Die Zusammensetzung der Gruppe hängt von der Aufgabe ab, wobei Mitarbeiter aus unterschiedlichen Arbeitsbereichen und hierarchischen Ebenen zusammentreffen. Jedes einzelne Mitglied ist mit seinem individuellen Wissen und Erfahrungsschatz gefordert, zur Lösung der Aufgabe beizutragen. Deshalb ist die Heterogenität der Projektgruppe gewünscht und notwendig. Das bedeutet jedoch auch, dass der Projektleiter die gruppendynamischen Prozesse kennen und im Auge behalten muss, damit die Effizienz der Gruppenarbeit nicht gefährdet wird. Ein Projekt und damit auch die Projektgruppe sind durch ihre zeitliche Befristung gekennzeichnet. Nach Beendigung des Projektes löst sich die Projektgruppe wieder auf.

2 Organisation

Im Seniorenzentrum Musterheim wurde die Einführung von Arbeitskleidung als Projekt durchgeführt. Im Lenkungsausschuss waren die Einrichtungsleitung, die Vorsitzende der Personalvertretung, die Hauswirtschaftsleitung sowie der Sicherheitsbeauftragte vertreten. Die Projektleitung hatte die Pflegedienstleitung. In der Projektgruppe waren die beiden Wohnbereichsleitungen und jeweils ein Mitarbeiter aus Pflege, Betreuung, Wäscherei, Reinigung und Küche vertreten.

Leitungsgruppen

Unter dem Begriff „Leitungsteam" hat eine Form der Gruppenarbeit auf Leitungsebene in vielen Einrichtungen Einzug gehalten. Innerhalb der Leitungsgruppe können die Aufgaben und Kompetenzen unterschiedlich verteilt sein. Weit verbreitet ist die Aufteilung nach Funktionsbereichen (z. B. Pflege, Hauswirtschaft, Verwaltung). Möglich ist jedoch auch eine Mischform. Dabei werden bestimmte Aufgaben von dem Leitungsteam gemeinsam, andere durch einzelne Teammitglieder oder Arbeitsgruppen erledigt. Auch die Entscheidungsfindung und Beschlussfassung lässt sich nach dem Kriterium der Mitbestimmungsrechte unterschiedlich regeln (Abbildung 11). So kann nach einer Diskussion im Leitungsteam die Entscheidung allein bei der Einrichtungsleitung liegen oder, um das Beispiel am anderen Ende des Pols aufzuzeigen, ein einstimmiger Beschluss aller erforderlich sein.

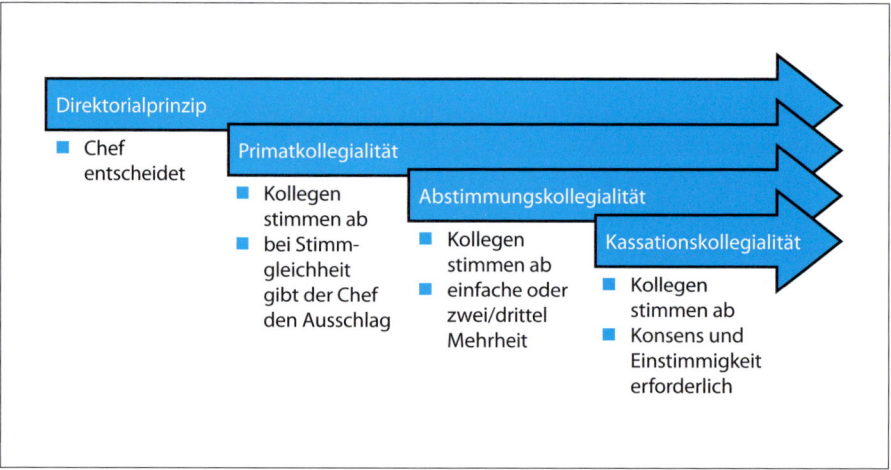

Abbildung 12: Regelungen zur Beschlussfassung

Im Seniorenzentrum Musterheim wurden die Aufgaben und Kompetenzen als Mischform organisiert. So ist die Gestaltung von hausübergreifenden Veranstaltungen für Bewohner und Mitarbeiter sowie Aktivitäten der Öffentlichkeitsarbeit eine Aufgabe, die vom Leitungsteam gemeinsam erledigt wird. Auch der Einsatz von Praktikanten, Mitarbeitern im freiwilligen sozialen Jahr und ehrenamtlichen

Mitarbeitern ist als gemeinsame Aufgabe definiert. Darüber hinaus sind die Leitbildarbeit sowie die Entwicklung von Führungsgrundsätzen und die Förderung von Kundenorientierung Aufgaben des Leitungsteams. Organisatorische und konzeptionelle Arbeiten sind in der Verantwortung der jeweiligen Ressortleiter. Das Leitungsteam nimmt hier auf Wunsch eine beratende Rolle ein. Die Entscheidungen und Beschlüsse werden mit einfacher Mehrheit im Leitungsteam gefasst.

Neben der Organisation von Arbeitsgruppen zur Bewältigung der täglichen Pflege und Betreuung weisen insbesondere Problemlösegruppen wie Qualitätszirkel und Projektgruppen für die Praxis einen hohen Zusatznutzen auf, da sie die Kreativität und das Wissen im Unternehmen für die Problemlösung nutzbar machen. Die Zusammenarbeit in Leitungsgruppen hilft insbesondere Konfliktpotenzial zwischen Abteilungen und Überlastungssituationen von Leitungskräften zu reduzieren sowie die Ziele der Einrichtung als Gesamtheit im Auge zu behalten. Ausschüsse haben vor allen Dingen einen koordinierenden und steuernden Charakter. Damit die Vorteile aber auch zum Tragen kommen und die einzelnen Mitglieder in den jeweiligen Gruppen tatsächlich ihr volles Potenzial ausschöpfen können und damit die Gruppenarbeit die gewünschte Effizienz zeigt, ist es erforderlich, die gruppendynamischen Prozesse in der Gruppenbildung zu kennen und zu berücksichtigen. Diesen werden wir uns daher im nächsten Abschnitt zuwenden.

Gruppen-/Teamentwicklung

Jede Arbeitsgruppe durchläuft mindestens einmal vier typische Entwicklungsphasen, die von Tuckmann 1965 identifiziert wurden:

1. Forming – Formierungs- oder Orientierungsphase
2. Storming – Konfliktphase
3. Norming – Normierungsphase
4. Performing – Arbeitsphase

Gut funktionierende Arbeitsgruppen entstehen, wenn die Gruppenphasen richtig erkannt (diagnostiziert) und mit geeigneten Maßnahmen gesteuert werden. Wir wollen uns die einzelnen Phasen deshalb etwas genauer ansehen.

Forming

Die Mitglieder der Gruppe lernen sich kennen, beschnuppern sich. Der Einzelne ist zunächst unsicher, er weiß noch nicht, wie die anderen auf sein Verhalten reagieren werden, welche Verhaltensweisen Akzeptanz und welche Ablehnung bei den anderen auslösen. Sympathien und Antipathien werden ausgelotet, Gemeinsamkeiten werden gesucht. Erste Koalitionen formieren sich. In dieser

2 Organisation

Phase ist es wichtig, dass die Führungskraft Aufgaben, Ziele und Spielregeln der Arbeitsgruppe mit den Mitgliedern erarbeitet. Die personenbezogene Arbeit der Führung steht im Vordergrund. Der einzelne Mitarbeiter muss mit seinen Sorgen und Befindlichkeiten angehört und ernst genommen werden. Die Formingphase tritt auch dann ein, wenn die Mitarbeiter als solche schon länger im Betrieb arbeiten, vielleicht sogar auf dem gleichen Wohnbereich, bislang aber nicht als Gruppe zusammen gearbeitet haben. Auch Fluktuation kann dazu führen, dass die Gruppe die Orientierungsphase neu durchläuft.

Storming

Die Konfliktphase ist von Machtansprüchen und Rangeleien zwischen den Mitgliedern gekennzeichnet. Es kommt zu Konkurrenzdenken und Polarisierung von Meinungen. Leitung und Kontrolle stößt auf ablehnende Haltungen. Aufgaben und Unternehmensnormen stoßen auf Widerstand. In dieser Phase ist es wichtig, die Konflikte zu akzeptieren und eine offene Auseinandersetzung zu unterstützen. Die Führungskraft achtet darauf, die Distanz zu wahren und die gegen sie aufkommenden Ablehnungen nicht persönlich zu nehmen. Sie versucht, mit der Gruppe im Gespräch zu bleiben und den Sinn der Konfrontationen zu suchen und zu verstehen.

Norming

Die Konflikte und Widerstände nehmen ab und es entwickelt sich ein Zugehörigkeitsgefühl unter den Gruppenmitgliedern. Man beginnt sich auf gemeinsame Regeln und Ziele zu einigen und sich gegenseitig zu unterstützen. Meinungen und Gefühle werden ausgetauscht und bei der Aufgabenbewältigung zusammen gearbeitet. Die Führungskraft stellt sicher, dass alle Rollen und Strukturen geklärt sind. Sie sorgt für Verbindlichkeit in der Einhaltung der vereinbarten Umgangsformen und Arbeitsstrukturen.

Performing

Die Probleme zwischen den Gruppenmitgliedern sind gelöst. Jeder kennt seine Rolle und Aufgaben in der Gruppe. Die Gruppe konzentriert sich auf die Ziele und widmet ihre ganze Energie der Aufgabe. Die Führungskraft tritt in den Hintergrund.

Die Bildung und Entwicklung einer funktionierenden Arbeitsgruppe bedeutet also immer sowohl die aufgabenbezogene Leistung als auch die zusammenarbeitsbezogene Leistung der Gruppe im Auge zu haben. Kälin (2005) schlägt für die Steuerung von Gruppenprozessen eine gezielte und bewusste Beobachtung des Geschehens vor. Im Rahmen der Teamentwicklung beschreibt er die Ziele und Methoden auf der Sach-, Methoden- und Beziehungsebene, die je nach Teamdiagnose als Einstieg eingesetzt werden können (Abb. 13).

Sachebene	Methodenebene	Beziehungsebene
Ziele ■ Gruppenziele definieren ■ Arbeitsabläufe prüfen ■ Schnittstellen optimieren	**Ziele** ■ angewandte Arbeitstechniken prüfen ■ geltende Methoden der Zusammenarbeit prüfen ■ angewandte Problemlösungs- und Entscheidungsprozesse prüfen	**Ziele** ■ Gruppenkohäsion: Kommunikation & Vertrauen ■ Wertvorstellungen im Kontext von Gruppenzielen ■ Spielregeln, Leitbild ■ Machtverhältnisse & Führungsansprüche ■ Rollenverständnis & Rollenverteilung
Methoden ■ Themenzentriertes Vorgehen ■ Problemorientiertes Vorgehen	**Methoden** ■ Methodenzentriert: Wirksamkeit und Grenzen ■ systemorientiert: Wirksamkeit und Grenzen von Führung	**Methoden** ■ Kulturzentriert: Analyse der Gruppenkultur ■ Konfliktzentriert: gestörte Beziehungen & Konflikte angehen

Abbildung 13: Einstieg in die Teamentwicklung

In unserem Seniorenheim Musterheim fühlten sich die Einrichtungs- und die Pflegedienstleitung von den guten Ergebnissen mit dem Projekt Arbeitskleidung und der konstruktiven Arbeit des Qualitätszirkels ermutigt, die Gruppenarbeit im Haus weiter auszubauen. Ziel war es Gruppenarbeit im operativen Tagesgeschäft zu erproben. Dazu wurde das Aufgabengebiet der Kontinenzförderung in der Pflege ausgewählt. Die Pflegedienstleitung, als zuständige verantwortliche Führungskraft, stellte ihre Situationsanalyse und konzeptionelle Lösung dem Leitungsteam und der Personalvertretung vor, die nach eingehender Beratung ihre Unterstützung zusagten. Die PDL hat die wesentlichen Punkte bei der Planung und Umsetzung in einer Kurzbeschreibung festgehalten:

2 Organisation

Kontinenzförderung in Gruppenarbeit

Ziele:	Reduzierung von Steuerungsaufwand, Erhöhung der Eigenverantwortung, Erweiterung der Handlungskompetenz der Mitarbeiter
Ergebnisse	■ Reduzierung des Sachaufwands/Einhalten der finanziellen Budgets ■ Hausübergreifendes einheitliches Vorgehen im Umgang mit Inkontinenzhilfsmitteln. ■ Verbesserung der Pflegeprozesse zur Kontinenzförderung. ■ Hausübergreifende einheitliche Umsetzung des Expertenstandards Kontinenzförderung. ■ Reduzierung von Zeitverlusten durch Doppelarbeit, Informationsverlusten, Fehldokumentation und Fehlerbearbeitung. ■ Steigerung der Arbeitszufriedenheit und Motivation. ■ Entwicklungsmöglichkeit für Pflegekräfte.
Gruppe	■ Pflegefachkraft A, B (Tagdienst), Pflegefachkraft C (Nachtdienst), Pflegehelfer D, E, F, G (bisher sogenannte Inkontinenzbeauftragte)
Aufgabe und Befugnisse	■ Budgetverantwortung für aufsaugende Inkontinenzprodukte. ■ Budgetverantwortung für zum Gebrauch bestimmte Inkontinenzhilfsmittel (Toilettenstühle, Urinflaschen etc.). ■ Beschaffung, Lagerung, Instandhaltung, Einsatz von Inkontinenzhilfsmitteln und -medizinprodukten. ■ Marktforschung bezogen auf Kontinenz (Produkte, Lieferanten, Wissensstand, Studien etc.). ■ Kontaktpflege zu allen Prozessbeteiligten. ■ Entwicklung von Ablaufbeschreibungen und Verbesserungsmaßnahmen zur Kontinenzförderung. ■ Schulung von Bewohnern und Mitarbeitern. ■ Beratung und Information von Bewohnern, Angehörigen, Mitarbeitern. ■ Evaluation und Auswertung der Kontinenzförderungsprozesse. ■ Zeichnungsbefugnis innerhalb des definierten Budgetrahmens. ■ Fachliche Weisungsbefugnis gegenüber Mitarbeitern bezogen auf Kontinenzförderung.
Phasen	■ Forming: 2 Tages-Workshop mit gemeinsamem Abendessen. Kompetenzen, Aufgaben, Rahmenbedingungen, Qualifizierungsbedarf und Qualifizierungsplan erarbeitet. Qualifizierungsmaßnahmen innerhalb der folgenden 4 Wochen umgesetzt. ■ Storming: Allgemeines Klagen über zu viel Arbeit, würde ohnehin nichts bringen. Konflikte zwischen A und C sowie E und F. Zeitbedarfe geklärt und im Dienstplan verankert. Gegenseitige Begleitung für eine Schicht von A und C vereinbart. Gleiche Redezeiten für alle vereinbart (3 Min.), so dass F auch zu Wort kommt. ■ Norming: Vorbereitung der Treffen und Protokolle müssen eingefordert werden. Einzelne Mitglieder kommen wiederholt unvorbereitet. Zeitfenster überprüft und wöchentliches Feedback durch WBL implementiert. ■ Performing: erste messbare Erfolge der Arbeitsgruppe sind eingetreten und in der Hauszeitung kommuniziert. Pflegehelfer F überlegt eine Ausbildung zur Pflegefachkraft zu beginnen. Rückmeldung der Kollegen: Arbeit der Gruppe wird als sehr hilfreich und entlastend bewertet. Mitarbeiter C möchte eine Weiterbildung zum Kontinenz- und Stomaberater oder Kontinenzmanager machen. Feedbackschleife der WBL wöchentlich wird weiter beibehalten zur Stabilisierung.

Insgesamt stellt die Pflegedienstleitung fest, dass neben der Sensibilisierung für das Thema Inkontinenz sich weitere positive Effekte für die ganze Einrichtung beobachten lassen. So haben sich ursprüngliche Vorbehalte insbesondere der Einrichtungsleitung gegenüber der Budgetverantwortung nicht bestätigt. Vielmehr sind die Kollegen sehr sorgsam mit den Befugnissen umgegangen, haben von sich aus Rücksprache gesucht und im Ergebnis zu keiner Zeit die Budgeteinhaltung gefährdet. Die Zusammenarbeit und das Vertrauen zwischen Tag- und Nachtdienst sowie zwischen Fachkräften und Nicht-Fachkräften ist durch sehr vielmehr Verständnis und Kooperationsbereitschaft geprägt. Offensichtlich haben die guten Erfahrungen in der Gruppe sich über informelle Wege herumgesprochen.

Wir haben in diesem Kapitel gesehen, wie wichtig es ist, sich mit Gruppen und der Gruppendynamik zu beschäftigen. Gruppenarbeit birgt Risiken und Chancen, ist folglich kein Selbstläufer und muss deshalb genau überlegt und begleitet werden. In unserem Seniorenheim Musterheim sind die Verantwortlichen behutsam vorgegangen und haben punktuell unterschiedliche Gruppen eingesetzt. Wie in Kapitel 2.1 bereits ausgeführt, darf man über die Gruppe jedoch nicht den einzelnen Menschen mit seinen individuellen Bedürfnissen vergessen. Wir wollen uns im folgenden Kapitel damit beschäftigen, was den einzelnen Mitarbeiter antreibt.

2.4 Individuen

Die Pflegeeinrichtung und die einzelnen Menschen, die dort arbeiten, befinden sich in einem gegenseitigen Abhängigkeitsverhältnis. Die Einrichtung benötigt die Menschen, damit sie ihren Versorgungsauftrag erfüllen kann und die Menschen brauchen die Einrichtung, um existenzielle Bedürfnisse zu erfüllen. Schulte – Zurhausen (2005) spricht hier von einer wechselseitigen Mittel-Zweck-Beziehung. Das Individuum beeinflusst und gestaltet zusammen mit den anderen Individuen die Organisation. Andererseits nimmt die Organisation durch ihr Wertesystem Einfluss auf das Verhalten des Einzelnen und tritt zum Teil auch als Gegenspieler zu dessen Interessen auf. In der heutigen Zeit mit knapper werdenden Ressourcen auf dem Arbeitsmarkt – Stichwort Fachkräftemangel – wird es für Einrichtungen immer wichtiger, die Bedürfnisse der Beschäftigten zu erkennen und zu verstehen, um damit eine möglichst gute Passung zwischen dem Individuum und der Organisation ermöglichen zu können.

Motive und Motivation

Insbesondere die Psychologie erforscht seit Jahrzehnten menschliche Motive und Motivation. Bislang ist es der Wissenschaft aber nur gelungen, einzelne Puzzle-

2 Organisation

teile nachzuweisen, die noch kein eindeutiges Gesamtbild ergeben. Wir wollen uns aus der Sicht des Praktikers diesem Thema annähern.

Als Pflegefachkräfte sind wir alle mit der Klassifikation menschlicher Bedürfnisse nach Maslow vertraut. Viele von uns arbeiten mit bedürfnisorientierten Pflegemodellen wie Krohwinkel oder Juchli, die ihren Fokus auf die Aktivitäten der Bedürfnisbefriedigung legen. Wir haben also ein grundsätzliches Verständnis von den möglichen Motivinhalten. Damit ein Motiv wahrgenommen wird, bedarf es regelhaft eines Anreizes. Bezogen auf die Arbeitssituation hat Herzberg hier mit seiner 2-Faktoren-Theorie der Motivatoren und Hygienefaktoren lange Jahre die Diskussion geprägt. Unter Motivatoren hat er dabei im Wesentlichen Motive des Menschen wie das Bedürfnis nach einer sinnvollen Tätigkeit verstanden, während äußere Einflüsse wie Geld oder Arbeitsbedingungen den Hygienefaktoren zugeordnet wurden. Es wird deutlich, dass ein Motiv alleine noch nicht zu einer Handlung führt. Damit ein Motiv wirksam wird, bedarf es weiterer Einflussgrößen. Victor H. Vroom hat mit seiner Wert-Erwartungs-Theorie (vgl. Semmer, 2007) einen Erklärungsansatz geliefert. Als Einflussfaktoren hat er dabei die Antwort auf zwei Fragen benannt: 1. Wie wahrscheinlich ist ein bestimmtes Ergebnis und 2. wie wird dieses Ergebnis bewertet? Brandstätter (2007) beschreibt Motive

> *als der diffuse Unter- und Hintergrund menschlichen Strebens, aus dem sich Ziele herauskristallisieren, die zu realisieren sich eine Person zutraut und vorgenommen hat.*

Eine Motivation wird folglich dann in Handlungen umgesetzt, wenn sie mit einer konkreten Zielsetzung verbunden ist, die es Wert ist verfolgt zu werden und die auch realistisch erreichbar erscheint. Je besser die gewählten Ziele in die Persönlichkeitsstruktur integriert sind, desto eher wird der Mensch sie realisieren können und an Wohlbefinden gewinnen. Nun lebt und arbeitet der Mensch nicht als Einsiedler, sondern ist eingebunden in eine Umwelt. Insofern muss das menschliche Verhalten als ein Zusammenspiel der inneren Persönlichkeitsfaktoren und der äußeren Umweltfaktoren verstanden werden (ebd.). Das Wohlbefinden im Arbeitsleben kann also als Ergebnis der Passung von persönlichen Faktoren (Motivation, Wille, Fähigkeiten, Ziele) und Umweltfaktoren (Arbeitsgestaltung, Ziele, Entgelt) gesehen werden. Je größer die Diskrepanz ist zwischen dem Selbstbild der Person und der Arbeitsrolle, desto problembehafteter gestaltet sich der Arbeitsprozess. Folgt man diesen Erkenntnissen aus der Psychologie, heißt das für uns als Führungskraft, dass es nicht den einen guten Arbeitsplatz gibt. Was für den einen Kollegen zu 100 Prozent passt, kann für einen anderen völlig unpassend sein, weil dieser völlig andere persönliche Faktoren mitbringt. Es bedeutet darüber hinaus, dass wir grundsätzlich durch Anpassung der

Umweltfaktoren einerseits und die Personalauswahl andererseits Einfluss auf die Passgenauigkeit nehmen können.

Jetzt wollen Sie wissen, wie Sie motivieren können? Da sind wir bei einem ausgesprochen kritischen Thema. Motivation und Motivieren: Worin liegt der Unterschied? Ersteres ist das Ergebnis meiner eigenen Gedanken und Gefühle, also selbstbestimmt und autonom erzielt. Man verwendet hier auch den Begriff „intrinsische Motivation". Letzteres ist Ergebnis einer Fremdbestimmung, auch als extrinsische Motivation bezeichnet. Sie motivieren mich, das zu tun, was Sie wollen. Wie wollen Sie mich dazu bringen? Belohnen? Oder Bestrafen? Sprenger (2010) sieht Belohnungssysteme und Lob sehr kritisch und formuliert:

> *Belohnung zerstört die Motivation*
> *Belohnung verwandelt wollen in müssen*
> *Belohnung motiviert dazu, Belohnung zu bekommen.*

Seine zentrale Kritik richtet sich darauf, dass mit jeglicher Form der Belohnung (oder als Kehrseite der Medaille Bestrafung), die Aufmerksamkeit von der Tätigkeit weggeführt und auf die Belohnung gerichtet wird. Nicht das Tun steht damit im Vordergrund, sondern was ich dafür bekomme oder damit vermeide. In der Praxis gibt es zahlreiche Beispiele, die diese Kritik belegen, wenn wir z. B. an Falschberatungen im Finanzsektor aufgrund von Prämiensystemen o. Ä. denken. So ganz revolutionär neu ist diese Kritik nicht, schon in der über 2000 Jahre alten hinduistischen Lehre heißt es: „Lasse die Frucht deines Handelns nicht dein Motiv sein" (Bhagavad Gita). Buchenau (2012) bringt es mit folgendem Satz auf den Punkt:

> *Fakt ist, dass eine dauerhafte Motivation nicht käuflich ist.*

Aber muss eine Motivierung durch Belohnung zwingend auch einen Korrumpierungs-Effekt nachsichziehen? Deci und Ryan (2000, zitiert nach Semmer, 2007) folgend, hängt es davon ab, ob die Belohnung zugleich kontrollierend empfunden oder ob sie als angemessen bewertet wird. Konkret bedeutet dass, wenn sich eine Person mit den Zielen identifizieren kann oder wenn sie einen finanziellen Bonus für ihre Arbeit als angemessen empfindet, müsse es nicht zu einer Zerstörung der Motivation kommen. Andererseits ist damit die Gefahr, auch in Zukunft meine Leistung an die Erwartung einer Gegenleistung zu knüpfen, noch nicht gebannt.

Wenn wir kurz an unseren Pflegealltag denken, so werden wir eine Tafel Schokolade zu Weihnachten von einem Patienten nicht als „Bestechungsversuch" werten und unsere Leistung nicht davon abhängig machen. Anders sieht es aus, wenn diese Tafel Schokolade als Belohnung für eine zusätzliche Leistung geschenkt

2 Organisation

wird. Heute sind Geldscheine von Patienten als Versuch für „besondere Sorgfalt" zu motivieren nicht selten und daher ist die Annahme von Geschenken regelhaft verboten. Die „Belohnung" von Mitarbeitern durch Vorgesetzte (z. B. die „besondere" Berücksichtigung der Wünsche im Dienstplan) ist nichts anderes. Auch sie lenkt die Aufmerksamkeit der Pflegekraft auf die Frage: Was muss ich tun, damit ich im Dienstplan besser gestellt werde als die anderen?

Stellt sich also die Frage, wie kann ich als Führungskraft die Motivation der Mitarbeiter unterstützen und nicht untergraben?

Aufmerksamkeit

An oberster Stelle steht die Aufmerksamkeit gegenüber dem Mitarbeiter als Person und nicht als Funktionsträger „Mitarbeiter". Als Mensch wahrgenommen zu werden und mit ehrlichem Interesse und menschlicher Wärme behandelt zu werden, dass verstehen die Menschen Sprenger (2010) folgend unter Aufmerksamkeit und nennen es Anerkennung. Aufmerksamkeit im Führungsalltag kann zum Beispiel bedeuten (vgl. auch Abb. 14):

- Verstehen, dass ein Mitarbeiter in seiner Art Dinge zu erledigen und Probleme zu bewältigen, vollständig von Ihrer Art abweichen kann und daher Entscheidungen trifft, die Sie für sich so nie treffen würden.
- Erkennen, dass ein Mitarbeiter mit seiner privaten Lebenssituation und den derzeitigen Verdienstmöglichkeiten am Arbeitsplatz in ständigen existenziellen Sorgen lebt. Wege suchen, ihm mehr finanzielle Sicherheit zu ermöglichen (z. B. Beratung zu Sozialleistungen, Aufstockung des Stellenanteils, Aufstiegsmöglichkeiten).
- Nicht zuletzt die Banalität des Alltags: Den Menschen wahrnehmen, wenn er Ihnen begegnet, ihn mit Namen grüßen, Veränderungen im Auftreten oder Verhalten wahrnehmen, Danke und Bitte sagen, nach seiner Befindlichkeit fragen, einen freundlichen Ton wählen. Kurz: miteinander im Kontakt sein.

Kleine Anekdote

In jungen Jahren habe ich als OP-Schwester in einem Krankenhaus gearbeitet. Eines Tages machte auf der Autobahn mein alter Citroen schlapp, ich parkte ihn im Grün am Standstreifen und ließ mich von einem Anderen zur Arbeit mitnehmen. Vor OP-Beginn fragte der Chefarzt, wie es geht. Ich berichtete von dem Ereignis am Morgen. Darauf hin erklärte er mir, dass ich das Fahrzeug dort nicht stehen lasse dürfe, mir Ärger mit der Polizei drohe. Er rief ohne eine Sekunde zu verlieren seinen Assistenzarzt in der Ambulanz an und wies ihn an, mit mir zu meinem Auto zu fahren und mir behilflich zu sein. Dann sprach er mit meiner OP-Leitung, um mich auf den Weg zu schicken. Eine Stunde später waren Assistenzarzt und ich wieder im Dienst und das Auto abgeschleppt. Das Ereignis liegt Jahrzehnte zurück, das schöne Gefühl der empfangenen Aufmerksamkeit ist präsent, als sei es gestern gewesen.

Abbildung 14: Aufmerksamkeit statt Belohnung

Tätigkeiten, an denen ich Spaß habe

Um die intrinsische Motivation zu fördern, hilft es, wenn Sie als Führungskraft erkennen, welche Aufgaben dem Mitarbeiter wirklich Spaß bereiten und welche er nur zwangsweise abarbeitet. Suchen und finden Sie Wege, ihn mehr mit den für ihn interessanten und weniger mit den leidigen Aufgaben zu beschäftigen. Wenn ich Freude an der Tätigkeit habe, bin ich motiviert, diese zu tun. Darüber hinaus und darauf weisen Brandstätter und Semmer (2007) hin, kann auch das Ergebnis bzw. die Folge einer Tätigkeit und schließlich die Tätigkeit selbst intrinsische Motivation auslösen bzw. erzeugen. Sie zum Beispiel sind motiviert zu lernen, weil Sie sich darüber freuen, etwas Neues zu erfahren, Ihr Wissen zu erweitern, obwohl das Lernen als solches anstrengend und mühsam sein kann. Weitere Anschauungsbeispiele dafür liefern auch die Amateursportler, die ohne Ende trainieren, obwohl das Training als solches sicherlich sehr mühsam sein kann.

Gestaltungsspielraum

Der Wertewandel hat dazu geführt, dass wir heute großen Wert auf Autonomie legen. Für Sie als Führungskraft bedeutet das, dass Sie Ihren Mitarbeitern mehr individuellen Gestaltungsspielraum bei der Ausübung ihrer Aufgaben gewähren sollten, wenn diese ihre Arbeit als befriedigend wahrnehmen und ihr Engagement und ihre Motivation einbringen sollen. Gleichzeitig gilt es aber auch zu akzeptieren, dass ein Mitarbeiter möglicherweise seine Interessen derzeit im familiären Bereich hat (z. B. Familiengründung) und im Arbeitsleben aktuell keine Herausforderungen sucht.

2 Organisation

Methodenwissen

Schließlich sind neben der Motivation auch Willensprozesse nötig, d. h. der Mitarbeiter muss die Fähigkeit haben oder entwickeln, seine Handlungsvorsätze umzusetzen und durchzuhalten. Sie kennen das Schicksal der sprichwörtlichen „Neujahrsvorsätze". Sie können den Mitarbeiter dabei unterstützen, indem Sie ihm helfen, Methoden zu erlernen, sich nicht zu verzetteln, oder Rahmenbedingungen zu gestalten, die die Umsetzung und das Durchhalten erleichtern.

Wir haben gesehen, dass die Motivation ein komplexes Geschehen in dem Zusammenspiel zwischen der Persönlichkeit und seiner Umwelt darstellt. Nun sind die persönlichen Faktoren zwar etwas sehr Individuelles, gleichzeitig können wir aber auch Gemeinsamkeiten zwischen einzelnen Mitarbeitern entdecken. Mit dieser Frage wollen wir uns im nächsten Kapitel beschäftigen.

Mitarbeiterstruktur

Wenn es darum geht, ein Produkt oder eine Dienstleistung zu entwickeln, fragen wir regelmäßig nach der Zielgruppe. Der Sinn der Zielgruppenbildung liegt darin, die Menschen mit ähnlichen Bedürfnissen zu erkennen, um die Gemeinsamkeiten in den Wünschen und Erwartungen aufgreifen und erfüllen zu können. Darauf aufbauend können wir dann unsere Dienstleistung weiter auf den einzelnen Kunden ausgerichtet individualisieren. In der Pflege sind wir damit in der Praxis bestens vertraut. So haben wir z. B. Konzepte für Wachkomapatienten, für langzeitbeatmete Patienten oder für Menschen mit fortgeschrittener Demenz entwickelt. Wir können Führung genauso als eine Dienstleistung für die Beschäftigten in einer Einrichtung betrachten und müssen uns demnach einmal nach den Zielgruppen fragen. Wie können wir also eine Segmentierung vornehmen?

In den externen Qualitätsprüfungen durch den MDK oder die Heimaufsicht werden regelhaft die Kriterien der formalen Qualifikation und des Beschäftigungsumfangs zur Einteilung der Mitarbeiter abgefragt. Hier interessieren insbesondere die Einhaltung der Fachkraftquote und der Anteil der sozialversicherungsbeschäftigten im Verhältnis zu den geringfügig beschäftigten Mitarbeitern. Aus Sicht des Arbeitsschutzes und der Arbeitssicherheit wird eine Unterteilung nach Einsatzgebieten und Alter vorgenommen. So sind in der Küche andere Gefährdungen und Hygienemaßnahmen zu beachten als in der Pflege oder in der Betreuung. Für ältere Arbeitnehmer sind ebenfalls besondere Vorkehrungen im Rahmen der betrieblichen Gesundheitsförderung zu treffen. In der Praxis einer Führungskraft stellt die Einbindung in die Organisation, also die Beschäftigungsform und -dauer eine weitere relevante Unterteilung dar.

Im Seniorenzentrum Musterheim stellt sich die Aufteilung der Mitarbeiter in der Pflege und Betreuung nach dem Grad der Einbindung wie in Abbildung 15 abgebildet dar. Das Musterheim erfüllt die vorgeschriebene Fachkraftquote von 50 %. Die Fachkräfte und die Betreuungs- und Pflegehelfer sind über einen Arbeitsvertrag, aus dem Rechte und Pflichten erwachsen, fest und über einen längeren bis lebenslangen Zeitraum in der Organisation verankert. Sie unterscheiden sich dahingehend, dass die Fachkräfte nahezu alle eine Vollzeitstelle bekleiden, während bei den Pflegehilfen Teilzeitbeschäftigung weit verbreitet ist. Im Rahmen eines Ausbildungsvertrags beschäftigt Musterheim auch Auszubildende, die den Beruf des Altenpflegers/der Altenpflegerin lernen. Die Beschäftigung läuft über drei Jahre, wobei die Auszubildenden durch Unterrichtszeiten und Praktika in anderen Einrichtungen oft über Monate fehlen. Neben den eigenen Auszubildenden machen auch regelmäßig Schüler und Schülerinnen von der Krankenpflegeschule des benachbarten Krankenhauses ihren Praxiseinsatz über 6 Wochen im Musterheim. Diese Auszubildenden sind bei dem Krankenhaus angestellt. In Zusammenarbeit mit der Hauptschule des Ortes und anderen Weiterbildungsträgern kommen regelmäßig Schüler als Praktikanten für einen Zeitraum von je nach Praktikum zwei bis acht Wochen. In manchen Fällen wird hierzu ein Praktikumsvertrag abgeschlossen, in anderen Fällen bleibt der Praktikant vertraglich bei der entsendenden Einrichtung.

Einige Leistungen insbesondere im Bereich der sozialen Betreuung werden von freiberuflich Tätigen auf der Basis eines Honorars erbracht. Hier besteht zwar ein Honorarvertrag, eine Weisungsgebundenheit ist aber ausdrücklich ausgeschlossen, da andernfalls eine Scheinselbständigkeit begründet würde. Schließlich ist das Seniorenzentrum Musterheim schon seit vielen Jahren im Ort sehr engagiert tätig und hat eine Reihe von Menschen für eine freiwillige, ehrenamtliche Tätigkeit gewinnen können. Dazu gehören junge Menschen, die das Freiwillige Soziale Jahr (FSJ) absolvieren, genauso wie zwei Kollegen, die nach dem Bundesfreiwilligendienst tätig sind (Bufdis) und Menschen aus dem Ort, die sich ehrenamtlich unter anderem bei der Durchführung von Veranstaltungen und der Einzelbegleitung von Bewohnern in Form eines Besuchsdienstes engagieren. Alle ehrenamtlichen Mitarbeiter arbeiten grundsätzlich freiwillig und unterscheiden sich schon dadurch erheblich von den anderen Beschäftigten.

2 Organisation

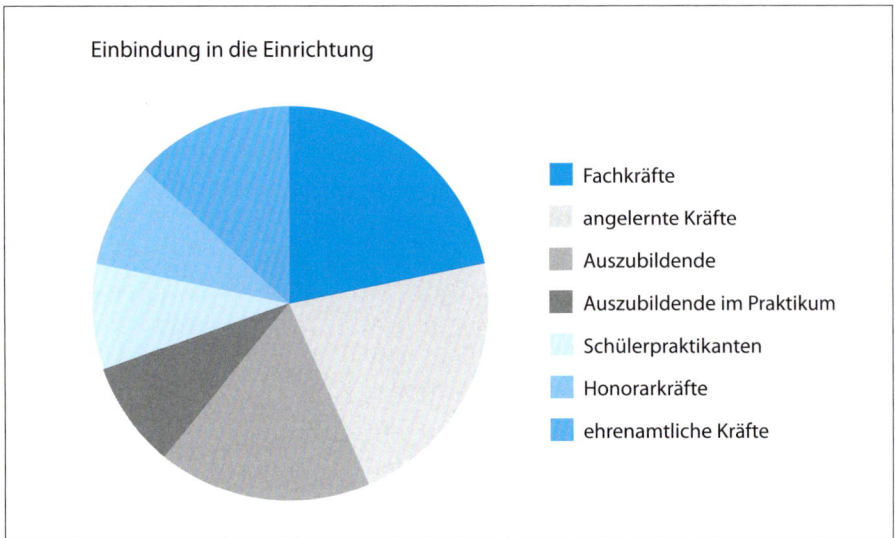

Abbildung 15: Aufteilung der Mitarbeiter nach dem Grad der Einbindung in die Organisations-struktur

Die demografische Entwicklung und die Grenzen der finanziellen Ressourcen in der Gesellschaft führen zu einer wachsenden Bedeutung ehrenamtlicher Mitarbeiter für den Gesundheits- und Pflegesektor. Wir wollen uns deshalb näher mit dieser Zielgruppe befassen.

Ehrenamtliche Mitarbeiter

Die Summe der Menschen, die sich freiwillig für etwas engagieren und ihre Arbeit, Energie und Kreativität einbringen, bildet einen wichtigen Baustein der sogenannten Zivilgesellschaft, also der Gesellschaft, die nicht durch den Staat organisiert ist. Alle fünf Jahre wird von der Bundesregierung eine große Untersuchung durchgeführt, um sich ein Bild von der Entwicklung dieses Engagements zu machen, das sogenannte Freiwilligensurvey. Wir wollen uns kurz mit einigen Ergebnissen des letzten Surveys vertraut machen, um einen Eindruck von der Bedeutung des Themas für die eigene Führungsarbeit zu gewinnen.

Rund ein Drittel der Bevölkerung engagiert sich freiwillig in Vereinen, Verbänden und Projekten. Ein weiteres Drittel zeigt grundsätzlich eine Bereitschaft ehrenamtlich zu arbeiten. Insgesamt ist eine leicht steigende Tendenz des freiwilligen Engagements über die letzten Jahre zu verzeichnen. Der investierte durchschnittliche Zeitaufwand reicht von zwei bis über zehn Stunden pro Woche. Ein wesentlicher Einflussfaktor auf die Ausübung eines Ehrenamts ist die Planungssicherheit der Freizeit. Menschen, die ihre Freizeit zuverlässig planen können, setzen sich häufiger ehrenamtlich ein. Zentrale Motive sich zu engagieren sind:

- Die Gesellschaft im kleinen mitgestalten und zum Gemeinwesen beitragen zu wollen,
- Gemeinschaft mit anderen zu finden,
- etwas zu tun, was inhaltlich befriedigt und Freude bereitet,
- die Möglichkeit, eigenes Wissen und Können einbringen und erweitern zu können.

Besonders junge Menschen verbinden ihr freiwilliges Engagement mit einem Qualifikationsbedürfnis, das ihnen auch beruflich einen Nutzen bringt. Ein grundlegender Einflussfaktor auf eine nachhaltige Motivation in allen Altersgruppen ist die Möglichkeit mitbestimmen und mitentscheiden zu können. Über 40 Prozent der Freiwilligen fühlen sich jedoch in der Zusammenarbeit mit hauptamtlichen Kollegen in ihren Mitbestimmungsmöglichkeiten eingeschränkt. Die meisten Arbeitgeber bieten flexible Arbeitszeiten, Freistellungen und die Nutzung der betrieblichen Infrastruktur den Mitarbeitern an, um sie bei der Ausübung einer ehrenamtlichen Aufgabe zu unterstützen.

Wir sehen also, dass es ein sehr großes Potenzial an Menschen gibt, die dem Ehrenamt grundsätzlich offen gegenüberstehen. Dabei gewinnen gerade die Menschen an Bedeutung, die aus Altersgründen aus dem Erwerbsleiden ausscheiden. Sie sind in der Regel weniger mit familiären und beruflichen Pflichten belastet und haben eine gute Planungssicherheit ihrer Freizeit. So zeigen Erlinghagen & Hank (2009) auf, dass Senioren deutlich mehr Zeit für ehrenamtliche Tätigkeiten aufwenden als jüngere Menschen. Sie sprechen in diesem Zusammenhang auch von dem „Ehrenamt als nachberufliches Tätigkeitsfeld älterer Menschen". Interessant ist dabei jedoch auch die Erkenntnis, dass die Erfahrungen mit freiwilliger Arbeit in der Jugend entscheidenden Einfluss darauf haben, ob und wie sich Menschen im höheren Alter einbringen. Menschen, die gute Erfahrungen mit freiwilligem Engagement in der Jugend gemacht haben, sind im Alter eher bereit, sich regelmäßig und dauerhaft wieder einzubringen.

Für uns stellt sich also die Frage, wie wir das Potenzial ehrenamtlicher Mitarbeit für unsere Bewohner nutzen können und welche zentralen Anforderungen dies an unsere Führungsarbeit im Alltag stellt. Wolf-Wennersheide (2013) beschreibt die Anforderung als ein

Spannungsfeld zwischen der Sicherung der Kontinuität der Seniorenarbeit mit ihrer Profil- und Qualitätsentwicklung einerseits und der unabdingbaren Anerkennung der Freiwilligkeit, Unabhängigkeit und Selbstbestimmung ehrenamtlicher Mitarbeiter andererseits.

2 Organisation

Bei freiwilligen Mitarbeitern gelten die in den vorhergehenden Kapiteln genannten Aspekte zur Teambildung und zur Motivation in besonderem Maße. Sie sind ein Bestandteil der Teams und gehören in diesen mit ihren eigenen, klar abgegrenzten Aufgaben und Kompetenzen gewertschätzt. Als Mensch sind sie eine Bereicherung des Teams und gehören uneingeschränkt dazu. Die freiwillige auf intrinsischer Motivation beruhende Arbeit mit Menschen hat eine eigenständige Qualität, die nicht weniger wichtig ist als der professionelle fachliche Filter, sondern diesen ergänzt und bereichert. Im Rahmen der Fortbildungsplanung finden sie die gleiche Berücksichtigung wie alle anderen Mitarbeiter, so dass es ihnen möglich ist, Unsicherheiten oder Überforderungen aufgrund fehlenden Wissens zu vermeiden.

Im Seniorenzentrum Musterheim sind die ehrenamtlichen Mitarbeiter den Wohngruppen zugeordnet. Die jeweiligen Wohnbereichsleitungen sind ihre festen Ansprechpartner für organisatorische und persönliche Anliegen. Sie werden informiert und eingeladen, an den gemeinsamen Teambesprechungen und Fortbildungen im Haus teilzunehmen. Die Bezugspflegefachkräfte erkundigen sich gezielt bei den ehrenamtlichen Kollegen nach ihren Beobachtungen, wenn sie den Pflegeprozess evaluieren bzw. planen, und sprechen soweit relevant (z. B. bei den Besuchsdiensten) die Pflegeplanung mit ihnen durch. Einige ehrenamtliche Mitarbeiter helfen überwiegend bei Veranstaltungen wie dem Sommerfest. Sie werden schon bei der Planung der Termine mit eingebunden und können ihre Ideen und Vorschläge in die Gestaltung des Festes einbringen. Eine junge Frau im freiwilligen Jahr spielt Gitarre. Sie begleitet nun regelmäßig die Kollegen bei der Durchführung der Aktivität „singen" und hat ein eigenes kleines Musikprojekt entwickelt. Ihre Idee ist es, ein kleines Konzert mit Bewohnern zur Weihnachtsfeier einzuüben. Sie wird dabei von der Leitung des Sozialen Dienstes in der methodischen Vorgehensweise unterstützt und kann sich einen Tag in der Woche ganz der Arbeit an ihrem Projekt widmen.

Zusammenfassend können wir festhalten, dass freiwillig engagierte Mitarbeiter wie die hauptamtlich tätigen Kollegen auch in ihren individuellen Bedürfnissen respektiert werden müssen, wobei insbesondere das Bedürfnis, etwas Gutes tun zu wollen, Leitcharakter hat. Die Einbindung in die Teams ist einerseits schwieriger, da sie nicht so oft anwesend sind, und andererseits ein wichtiger Erfolgsfaktor für nachhaltiges Engagement, da das Gemeinschaftserlebnis ein zentrales Motiv freiwilliger Arbeit ist.

Aufgabe zur Vertiefung und Reflexion

Überlegen und recherchieren Sie einmal die Motive und Erwartungen der anderen in Abb. 15 aufgezeigten Mitarbeitergruppen.

Neben der Einbindung in die Organisation ist der Lebenszyklus ein weiteres wichtiges Strukturmerkmal für den Führungsalltag. Wir wollen uns kurz mit diesem Merkmal beschäftigen.

Lebenszyklus

In den letzten 30 bis 40 Jahren hat eine zunehmende Individualisierung der Lebensverläufe stattgefunden. Während früher für die meisten Menschen ein ähnlicher Verlauf, nämlich Schule – Ausbildung – Arbeit und Familie – Rente auf einer Zeitachse vorgezeichnet war, gibt es heute diese stringenten Lebensläufe immer seltener. Die Leistung und Motivation eines Mitarbeiters kann und muss vor dem Hintergrund seines Lebenszyklus betrachtet werden. Graf (2002) beschreibt, wie sich der Lebenszyklus eines Menschen in Teilzyklen aufgliedern lässt, die jeweils andere Lebensfelder betreffen. Insbesondere können hier der biosoziale, der familiäre und der berufliche Lebenszyklus benannt werden. Der biosoziale Zyklus umfasst die Entwicklung des Menschen von der Geburt bis zum Tod. Er ist insbesondere durch eine zunehmende Lebenserwartung und den gesundheitlichen Status geprägt. Der familiäre Lebenszyklus umfasst die Ehe, Kinder, Enkelkinder und Eltern bzw. Großeltern. Der berufliche Zyklus beginnt mit der Überlegung zur Berufswahl und endet mit dem Ausscheiden aus dem Erwerbsleben. Im Verlauf lassen sich mehrere betriebliche Lebenszyklen (Eintritt bis Austritt aus einem Unternehmen) und in diesen stellenbezogene Lebenszyklen unterscheiden (vgl. Abb. 16). Die Lebenszyklen sind in vielfachen Wechselwirkungen miteinander verbunden und können für das Individuum zu belastenden Situationen führen, wenn es in unterschiedlichen Bereichen gleichzeitig zu anspruchsvollen und kräftefordernden Situationen kommt. So kann beispielsweise der gleichzeitige Antritt einer neuen Stelle im beruflichen Bereich und der parallele Beginn eines Hausbaus mehr Zeit und Energie dem Einzelnen abverlangen, als dieser zu diesem Zeitpunkt aufbringen kann. Der Betroffene wird als Reaktion versuchen, sein Engagement in einem der beiden Bereiche zu reduzieren oder eine vollständige Veränderung der Situation herbeizuführen. Eine zunehmende Verkürzung und Stückelung der relevanten Zyklen kann dabei als ein wesentlicher Auslöser für den wahrgenommenen Dauerdruck angesehen werden, dem nur durch eine Kompetenzerweiterung in den Selbstmanagementfähigkeiten des Menschen wirksam begegnet werden kann. Die zentrale Frage und Aufgabe für den Einzelnen heißt damit: Wie kann ich meine Wünsche und Vorstellungen in den verschiedenen Lebensfeldern unter einen Hut bringen und Prioritäten in meinem Lebensverlauf setzen?

2 Organisation

53

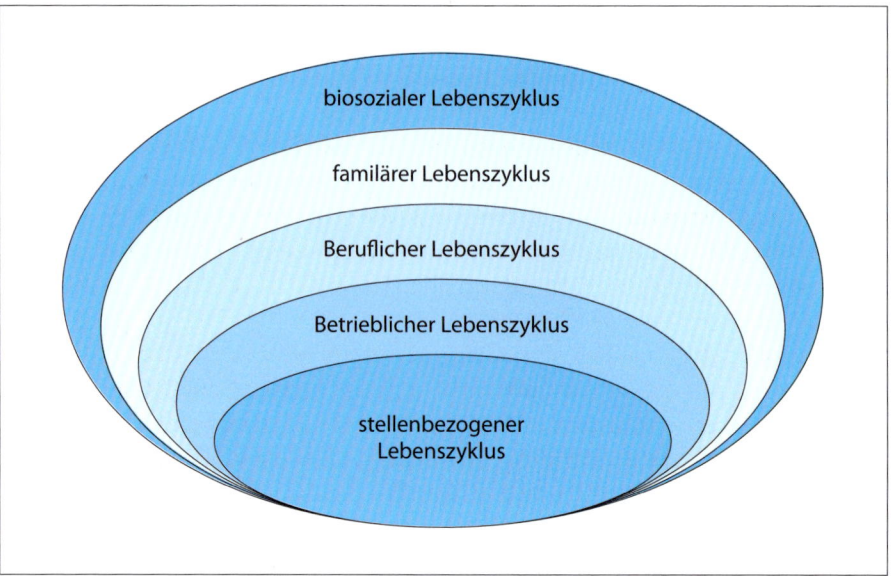

Abbildung 16: Lebenszyklen des Menschen

Für Sie als Führungskraft ist es wichtig, den Mitarbeiter in seinem Lebenszyklus zu erkennen und zu verstehen. So wird eine junge alleinerziehende Mutter von zwei Grundschulkindern möglicherweise ihre Prioritäten im familiären Lebensfeld sehen und das Erwerbsleben derzeit allein als Existenzsicherung betrachten. Ihre berufliche Laufbahn will sie vielleicht erst weiter fokussieren, wenn die Kinder „aus dem Gröbsten raus und selbständig sind". Sie wird folglich ihre Kraft und ihr Engagement nicht auf die beruflichen bzw. betrieblichen Belange ausrichten. Es macht wenig Sinn, wenn die Vorgesetzten ihr vorwerfen, dass sie am Wochenende nie einspringen kann oder sich freiwillig nicht für Fortbildungen anmeldet.

Jeder Teillebenszyklus lässt sich grundsätzlich in folgende Phasen einteilen:
- (vor dem Eintritt),
- Eintritt/Einführung,
- Wachstum,
- Reife,
- Sättigung,
- Austritt,
- (nach dem Austritt).

Der biosoziale Lebenszyklus kennt die Phasen „vor dem Eintritt" und „nach dem Austritt" nicht, da die Phase Eintritt durch die Geburt und die Phase Austritt durch den Tod gekennzeichnet ist. Die Phasen sind heute nicht mehr typisch an ein Lebensalter geknüpft und auch nicht mehr zwingend in der Reihenfolge.

Der familiäre und der berufliche Lebenszyklus verlaufen oft nicht parallel. So entscheiden sich manche Frauen, eine berufliche Laufbahn mit einer Ausbildung zu beginnen, nachdem die Kinder die Schule absolviert haben. Andere Frauen priorisieren in jungen Jahren ihre berufliche Laufbahn und lassen sich ihr Erbgut für spätere Schwangerschaften einfrieren. Wieder andere beginnen ihre berufliche Laufbahn, um diese zwischendurch für eine Familiengründung zu unterbrechen und nicht selten versuchen Frauen Familie und Arbeit parallel zu managen. Auch bei Männern ist eine zunehmende Diversifikation der individuellen Lebensentwürfe festzustellen.

Die Aufteilung der Lebenszyklen in Phasen und ihre Betrachtung ist wichtig, weil die Leistung, Leistungsbereitschaft und Leistungsfähigkeit des Einzelnen davon abhängt, in welcher Phase er sich befindet. Wir wollen uns das kurz an dem Beispiel des stellenbezogenen Lebenszyklus verdeutlichen, der sich wie in Abbildung 17 grafisch darstellen lässt.

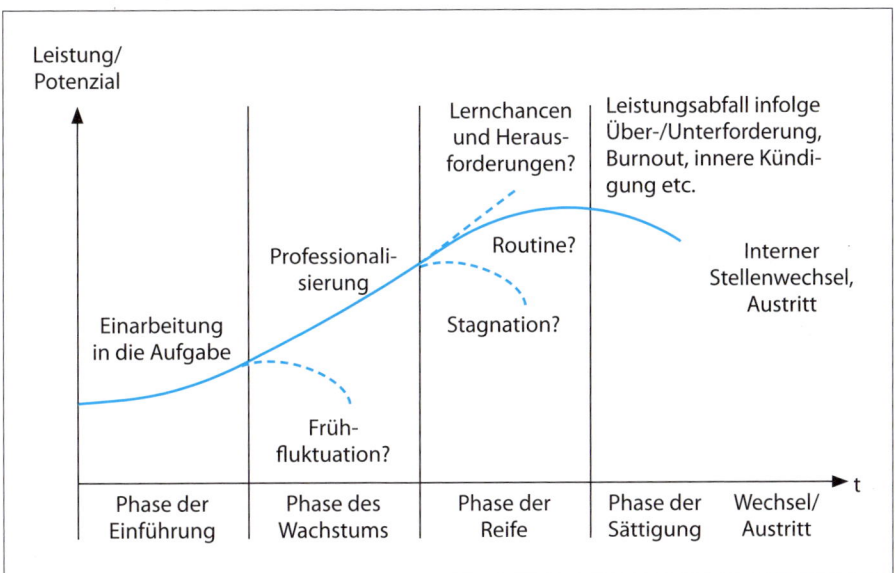

Abbildung 17: stellenbezogener Lebenszyklus nach Graf (2002)

Wenn ein Mitarbeiter eine Stelle neu antritt, muss er sich zunächst mit den Aufgaben und dem Prozedere vertraut machen. Er kann daher noch nicht sein volles Leistungspotenzial abrufen und einbringen. Am Ende der Einführungsphase besteht das Risiko, dass er nicht glücklich ist mit seiner neuen Stelle und die Aufgaben niederlegt oder kündigt. Ist er zufrieden, wird er immer sicherer und selbständiger werden und in seiner persönlichen und beruflichen Entwicklung wachsen. Aus der Phase des Wachstums gelangt der Einzelne irgendwann an einen Punkt, wo er die Aufgaben seiner Stelle alle „aus dem eff eff" beherrscht.

Familiärer Lebenszyklus \ Beruflicher Lebenszyklus	Phase **vor beruflichem Eintritt** Schule Berufsauswahl Freiwilliges Soziales Jahr Auszeit	Phase der **beruflichen Einführung** Ausbildung Studium Berufliche Sozialisierung Einarbeitung	Phase des **Wachstums** Etablierung Karriereplanung Frühstagnation & -fluktuation	Phase der **Reife** Neue Herausforderungen/Wachstum? Karriereziele erreicht? Lernchancen? Stagnation Routine	Phase der **Sättigung** Leistungsabfall Disengagement	Phase des **Austritts** aus dem Berufsleben Kündigung Entlassung Ausstieg (Früh-) Pensionierung	Phase **nach dem Austritt** aus dem Berufsleben Erhalt des Lebensstandards Silver worker1 Ehrenamt
vor dem Eintritt Single noch keine Familienplanung							
Eintritt/Einführung beginnende Familienplanung Wohnung Partnerschaft Heirat							
Wachstum Familiengründung Eigentum Schwanger-schaft Trennung Alleinerziehend							
Reife Familienphase Kindergarten Schulpflicht							

Beruflicher Lebenszyklus → / Familiärer Lebenszyklus ↓	Phase **vor beruflichem Eintritt** Schule Berufsauswahl Freiwilliges Soziales Jahr Auszeit	Phase der **beruflichen Einführung** Ausbildung Studium Berufliche Sozialisierung Einarbeitung	Phase des **Wachstums** Etablierung Karriereplanung Frühstagnation & -fluktuation	Phase der **Reife** Neue Herausforderungen/Wachstum? Karriereziele erreicht? Lernchancen? Stagnation Routine	Phase der **Sättigung** Leistungsabfall Disengagement	Phase des **Austritts** aus dem Berufsleben Kündigung Entlassung Ausstieg (Früh-) Pensionierung	Phase **nach dem Austritt** aus dem Berufsleben Erhalt des Lebensstandards Silver worker1 Ehrenamt
Sättigung Ab-geschlossene Familienplanung Kinder sind selbständig Neuorientierung Enkelkinder Pflegebedürftige Eltern							
Austritt Verlust nahestehender Familienmitglieder Kinder leben eigenes Leben Single							
Nach dem Austritt Neuorientierung Neue soziale Beziehungen							

Abbildung 18: Mitarbeitermatrix nach Lebenszyklen

Die Arbeit wird zur Routine. In der Wachstumsphase kann es jedoch auch zu einem Bruch kommen, so dass nicht die sichere Beherrschung der Aufgaben erreicht wird, sondern die Leistung auf einem niedrigeren Niveau stehen bleibt. Bei anderen kann die Routine zu Langeweile und damit zu einer Sättigung verbunden mit Leistungsrückgang und Kündigung führen. Andererseits können neue Aufgaben die das Eintreten einer Routine verhindern, dem Einzelnen zu weiterem Wachstum verhelfen.

Eine Analyse der Mitarbeiterstruktur nach Lebensphasen könnte in einer Matrix wie in Abbildung 18 erfolgen. Die Auswertung ist hilfreich, um den einzelnen Mitarbeiter in seinen Bedürfnissen und Motiven zu verstehen, eine möglichst passgenaue Begleitung und Aufgabenzuteilung zu ermöglichen und die Teambildung durch eine geeignete Zusammenstellung der Teams zu unterstützen. Ziel ist es, den einzelnen Menschen in seinem persönlichen Wachstum zu fördern und in seiner Leistungsfähigkeit und Leistungsbereitschaft zu unterstützen.

Im Seniorenzentrum Musterheim arbeitet eine junge Fachkraft, die vor zwei Jahren ihr Examen gemacht hat. Familiär hat sie noch keine Verpflichtungen oder Pläne (vor dem Eintritt). Beruflich hat sie den Alltag und den Pflegeprozess im Griff (Reife). In einem Gespräch wurde mit ihr vereinbart, dass sie sich im Bereich Wundmanagement weiterqualifiziert, mit der Option später die Steuerung des Wundmanagements hausübergreifend zu übernehmen und Kontakte zu den externen Leistungserbringern in diesem Kontext zu pflegen. Eine Pflegehelferin, die schon seit vielen Jahren im Haus tätig ist (Reife) und deren Kinder sich inzwischen weitgehend selbst versorgen können (Reife), beginnt im kommenden Herbst die Ausbildung zur examinierten Altenpflegerin. Eine andere langjährige Kollegin (Reife) hat beide Kinder aus dem Haus und der Ehemann geht im Sommer in Rente. Er würde gerne mit einem Wohnmobil mehr Reisen durchführen (Sättigung). Mit ihr wurde eine Reduktion des Beschäftigungsumfangs und eine flexible Ansparmöglichkeit über das Jahresarbeitszeitkonto vereinbart. So kann sie für die Reisen mit ihrem Ehemann Stunden ansparen und trotzdem ihre Arbeit aufrechterhalten.

Wir haben uns mit einigen wichtigen Aspekten zum Mitarbeiter als Individuum beschäftigt und gesehen, dass die Leistungsfähigkeit und die Leistung des Einzelnen das Ergebnis eines komplexen Geschehens ist. Als Führungskraft müssen wir also den individuellen Menschen in der Führung genauso differenziert betrachten, wie wir in der Pflege den Hilfebedürftigen ansehen. Abschließend wollen wir uns nun in dem nächsten Kapitel mit einem Phänomen beschäftigen, dass in jeder Organisation vorkommt und sowohl die Ebene der Zusammenarbeit in Gruppen als auch die individuelle Ebene berührt.

2.5 Mikropolitik und Spiele

Verschiedene wissenschaftliche Disziplinen von der Psychologie über die Soziologie bis zur Betriebswirtschaftslehre beschäftigen sich mit der Mikropolitik in Organisationen. Bis heute gibt es keine allgemeingültige, von allen Disziplinen anerkannte Definition und Erklärung dieses Phänomens. Wir werden uns diesem Thema also wieder aus der Sicht des Praktikers nähern, um unser Verständnis und Wissen als Führungskraft zu vertiefen.

Grundsätzlich ist uns klar, dass in einer Pflegeeinrichtung viele Menschen zusammenarbeiten, die jeweils individuell von Motiven und Interessen geleitet werden. Wir erleben auch täglich im Alltag, dass diese Interessen der Einzelnen sich sehr stark voneinander unterscheiden können und keineswegs immer deckungsgleich sind mit den Zielen und Interessen, die von der Pflegeeinrichtung als Gesamtorganisation oder den Führungskräften, die die Einrichtung repräsentieren, ausgegeben werden.

Ein Forschungsansatz geht nun davon aus, dass es einzelne Mitarbeiter gibt, die versuchen, ihre persönlichen Interessen gezielt gegenüber den anderen Kollegen innerhalb einer Gruppe oder der Einrichtung durchzusetzen, die sogenannten „Mikropolitiker" (vgl. Pietsch 2006). Sie verwenden die Ressourcen im System, um ihren persönlichen Aufstieg zu fördern und Macht zu gewinnen. Als Strategie instrumentalisieren sie Arbeitsprozesse und Menschen für ihre eigenen Zwecke und wenden dabei unterschiedliche Taktiken wie z. B. Belohnen oder Strafen, Sanktionsandrohung oder das Einschalten von Vorgesetzten an.

Ein anderer Forschungsansatz geht davon aus, dass Mikropolitik in der Natur einer Organisation liegt und ein generelles Alltagsphänomen darstellt (vgl. Zirkler 2013). Da viele Menschen mit ihren Interessen und Zielen aufeinandertreffen, seien Ziel- und Verteilungskonflikte um die knappen Ressourcen einer Organisation vorprogrammiert. In der Regel sind die Machtverhältnisse in einer Einrichtung aber nicht gleichmäßig verteilt. Die einzelnen Akteure versuchen durch mikropolitische Strategien und Taktiken Macht zu gewinnen, um die Chancen zur Durchsetzung ihrer Interessen zu erhöhen. Für die ausgewählten Strategien werden Handlungen und Handlungsmuster subjektiv ausgewählt, die in den gegebenen Rahmenbedingungen möglich erscheinen (Autonomiezonen). Mit diesen zieht der Akteur mehr oder weniger bewusst ins Spielfeld. Das Spiel und die Spielregeln sind durch die formellen und informellen Regeln in der Organisation definiert. Je mehr Macht der Einzelne hat, desto sicherer kann er sein, dass seine Strategien funktionieren und das gewünschte Spielergebnis erreicht wird. Im Spiel eingesetzte Taktiken sind beispielsweise: Koalitionen schmieden und Beziehungen pflegen, den Informationsfluss kontrollieren oder Handlungsdruck durch Emotionalisierung erzeugen.

2 Organisation

Mikropolitik kann für die Einrichtung schädlich sein, wenn einzelne Mitarbeiter sie zur Durchsetzung eigener privater Interessen nutzen. Sie ist dann konstruktiv, wenn sie im Sinne eines demokratischen Verständnisses dazu beiträgt, auf die Organisationsziele ausgerichtete Interessen an den Stellen auszuhandeln und durchzusetzen, an denen die formalen Strukturen eine Mitwirkung nicht vorsehen. Als Führungskraft ist es wichtig, dass Sie um diese Prozesse wissen und nicht zum Spielball unterschiedlicher Interessen werden. Sie sollten einerseits eine Gruppe oder die Einrichtung dahingehend analysieren können und andererseits selbst eine politische Kompetenz als Akteur auf dem Spielfeld entwickeln.

Im Seniorenzentrum Musterheim berichtet die Pflegedienstleitung über folgende Begebenheit aus der Vergangenheit: Da nicht für alle Bewohner Einzelzimmer zur Verfügung stehen, sind bei den Bewohnern in Zweibettzimmern und ihren Angehörigen freiwerdende Einzelzimmer heiß begehrt. Sie haben bereits bei ersten Hinweisen auf ein freiwerdendes Zimmer Druck auf die Pflegekräfte ausgeübt, indem sie das Dienstzimmer belagert haben, deutlich machten, dass sie keinen Tag länger mehr in einem Doppelzimmer leben könnten, nicht mehr schlafen könnten, gesundheitlich abbauen würden usw. Nur in der Wohngruppe 1 schien dies kein Problem zu sein. Bei einer genaueren Betrachtung der Situation stellte sich dann Folgendes heraus: Eine Pflegefachkraft der Wohngruppe 1 nahm regelmäßig mittags gemeinsam mit der Pflegedienstleitung, der Einrichtungsleitung und dem Sozialen Dienst die Mahlzeit ein. Am Tisch wurde über Alltagsbelange wie Krankenhausaufenthalte, Bewohneranliegen, anstehende Heimaufnahmen gesprochen. Häufig endeten diese Gespräche mit informellen Absprachen und Vorentscheidungen. Eine Analyse der internen Umzüge zeigte, dass Bewohner der Wohngruppe 1 überdurchschnittlich schnell und häufig bei dem Wunsch nach einem Einzelzimmer berücksichtigt wurden. Als Konsequenz aus dieser Analyse wurde die Vergabe der Einzelzimmer neu geregelt und dabei die Entscheidungsfindung und -kommunikation in das Leitungsteam gelegt. Heute gibt es ein für alle Bereiche einheitliches und transparentes Verfahren, das allen Mitarbeitern, Bewohnern und Angehörigen bekannt ist und von ihnen auch überprüft werden kann.

Wir haben uns im Kapitel 2 ausführlich mit der Pflegeeinrichtung als Organisation beschäftigt, um zu verstehen, wen oder was wir denn als Führungskraft führen und leiten, d. h. bewegen wollen. Wir haben auch erkannt, dass wir als Teil des Ganzen selbst bewegt werden. An der einen oder anderen Stelle haben wir Randthemen gestreift, die ich für Sie auf Notizzetteln festgehalten habe (Abbildung 19) und Ihnen als Hausaufgabe mit auf den Weg geben möchte. Wir wollen unseren Besuch im Seniorenzentrum Musterheim nun fortsetzen und uns im Kapitel 3 mit den Grundlagen von Führung beschäftigen.

Hausaufgaben

Vertiefung zu Kapitel 2: Organisation

Arbeitsschutzgesetze & Tarifverträge z. B. Arbeitszeitgesetz, Urlaubsgesetz, Mutterschutz	Charta der Rechte hilfe- und pflege- bedürftiger Menschen	Landespflege- gesetz und Durchführungs- verordnungen	Aufgaben- organisation: Primary Nursing Ambulantisierung
ASA Mitglieder Aufgaben Protokolle	Rahmenvertrag § 75 SGB XI	Leitbild Träger Einrichtung Pflege	Teams: Soziogramme erstellen Fehlzeiten & Fluktuation vergleichen Arten von Gruppenarbeit ermitteln

Abbildung 19: Vertiefungsaufgaben zu Kapitel 2

2 Organisation

3 Grundlagen von Führung

Neben dem Verständnis für miteinander verbundene Gruppen und Individuen in einer Pflegeeinrichtung und der Rolle der Organisation in ihrer Umwelt ist es für eine Führungskraft wichtig, sich mit einigen grundlegenden Aspekten im Kontext von Führung vertraut zu machen. Wir wollen uns zunächst mit den Themen Kompetenz, Entscheidung und Partizipation beschäftigen, da sie maßgebliche organisatorische Regeln und Rahmenbedingungen für das Zusammenspiel in einer Pflegeeinrichtung darstellen. Daran anschließend werden wir uns einen Einblick in Führungsmodelle und Führungstechniken verschaffen.

3.1 Kompetenzen

Der Begriff Kompetenz hat je nach verwendetem Kontext unterschiedliche Bedeutungen. Im Duden wird zum einen Kompetenz als Sachverstand oder Fähigkeiten und zum anderen als Zuständigkeit definiert. Im Gabler Wirtschaftslexikon wird letzteres noch einmal differenziert in die Befugnis des Einzelnen und in alle organisatorischen Vorschriften für Handlungen in einer Einrichtung. Wir wollen uns zunächst einmal mit Kompetenzen im Sinne von Zuständigkeiten und Befugnissen beschäftigen.

Befugnisse werden in einem Unternehmen traditionell bei der Bildung von Stellen definiert. Früher wurden dazu die Aufgaben des Unternehmens vom übergeordneten Unternehmensgegenstand ausgehend heruntergebrochen und zerlegt. Heute sind die Gestaltungen der Kernprozesse maßgeblich für die Stellenbildung. Der Stelleninhaber ist im Rahmen der zugeordneten Kompetenzen befugt, Handlungen durchzuführen, die zur Erfüllung seiner Aufgaben notwendig sind. Gleichzeitig wird sein Handlungsspielraum, d.h. der Rahmen, in dem er eigenverantwortlich agieren kann, damit umrissen und abgegrenzt. Art und Umfang der eingeräumten Kompetenzen sind ein zentrales Kennzeichen einer Stelle, die zusammen mit den Aufgaben und Zielen in einer Stellenbeschreibung schriftlich festgehalten werden. Bei der Bildung einer Stelle sind zwei zentrale Grundsätze zu beachten:

1. Grundsatz der Ausschließlichkeit
2. Das Kongruenzprinzip

Der Grundsatz der Ausschließlichkeit bedeutet, dass eine bestimmte Befugnis immer nur an eine Stelle vergeben werden kann. Es dürfen nicht zwei Stellen die gleichen Kompetenzen haben, weil es dann zu Kompetenzüberschneidungen und in Folge zu Kompetenzkonflikten kommt. Das Kongruenzprinzip besagt, dass es eine Übereinstimmung zwischen Aufgabe, Kompetenz und Verantwortung geben muss, da ich nur für die Dinge verantwortlich zeichnen kann, auf die ich auch Einfluss nehmen kann. Diese beiden Regeln klingen zunächst einmal einfach und logisch, zeigen sich im Detail jedoch als konfliktbehaftet. Wir wollen uns die grundlegende Problematik einmal an dem ganz banalen Alltagsthema des Lebensmitteleinkaufs in der Familie verdeutlichen. Um die Aufgabe ohne Störungen zu bewältigen, muss klar sein, wer für den Einkauf zuständig ist. Das alleine reicht aber nicht aus, derjenige muss auch das Recht haben, über das Geld der Haushaltskasse zu verfügen und dieses im Rahmen des Einkaufs auszugeben. Nur wenn das Familienmitglied beide Rechte besitzt, kann es auch die Verantwortung für den Einkauf und die daraus resultierenden Ergebnisse und Folgen übernehmen. In dem Moment, wo zwei Familienmitglieder die Rechte über Einkauf und Haushaltskasse haben, sind Probleme vorprogrammiert: „Jetzt haben wir keine Butter. Ich dachte, du hättest das eingekauft", „Wieso hast du Kaffee gekauft, ich habe doch gerade zwei Pfund mitgebracht", „Jetzt haben wir kein Geld mehr in der Haushaltskasse, nur weil du unbedingt die teuren Pasteten kaufen musstest. Wovon soll ich denn nächste Woche den Einkauf bezahlen?" So oder so ähnlich könnten Störungen klingen. Aus den Erzählungen unserer Eltern oder Großeltern kennen wir auch die Situation, dass die Mutter den Einkauf durchführte in dem Rahmen, in dem der Vater der Mutter das Haushaltsgeld dafür gab und dem Einkauf bestimmter Dinge zustimmte. Und damit kommen wir zu einer wichtigen Unterscheidung der Kompetenzarten, die wir nach Durchführungs- und Leitungskompetenzen unterteilen können und die maßgeblich den Handlungsspielraum des Stelleninhabers beeinflussen.

Leitungskompetenzen sind dadurch gekennzeichnet, dass sie eine hierarchische Ordnung begründen. Sie beinhalten die Fremd-Entscheidungs-, die Weisungs- und die Kontrollkompetenz (Schulte-Zurhausen 2005). In unserem historischen Alltagsbeispiel entscheidet der Vater darüber, wieviel Geld die Mutter beim Einkauf ausgeben darf und wofür (Fremd-Entscheidungskompetenz). Er weist sie an, etwas zu kaufen oder einen Kauf zu unterlassen (Weisungskompetenz) und kontrolliert am Ende den Kassenbon und die Haushaltskasse (Kontrollkompetenz).

Durchführungskompetenzen beinhalten das Recht, eine Aufgabe ausführen zu können und dabei die Art und Weise selbst zu wählen (Ausführungskompetenz). Damit verbunden ist die Verfügungskompetenz über die notwendigen Sachmittel und Informationen. Darüber hinaus zählen die Antrags- und Selbst-Entscheidungs- sowie die Vertretungskompetenz zur Durchführungskompetenz (ebd.). Die Mutter in unserem Beispiel darf den Einkauf ausführen. Sie wählt dabei den Zeitpunkt (vormittags, nachmittags) und die Frequenz (täglich, wöchentlich) sowie den Ort (Supermarkt, Marktplatz) selbst aus. Sie darf sich im Kühlschrank über den Lebensmittelbestand informieren und über die Einkaufstasche verfügen. Sie darf gegenüber dem Vater mehr Haushaltsgeld oder den Kauf eines bestimmten Lebensmittels beantragen und im Supermarkt selbst entscheiden, ob sie Boscop oder Granny Smith Äpfel kauft. Gegenüber der Verkäuferin vertritt sie nach außen die Familie.

Ich weiß nicht, ob es Ihnen auch so geht, aber irgendwie bin ich froh, nicht die Mutter in den historischen Zeiten sein zu müssen. Sie spüren vielleicht wie ich, wie eingeschränkt der Handlungsspielraum der Mutter ist bei der Wahrnehmung der Aufgabe und vielleicht sind Sie genauso froh wie ich, dass heute der Familieneinkauf meistens nicht mehr in dieser Form organisiert ist. Doch wie sieht es im Arbeitsleben einer Pflegeeinrichtung heute aus?

Die historische hierarchische Ordnung finden wir regelhaft im Zusammenspiel mit dem medizinischen Beruf. Von der Trinkmenge bis zur Hautsalbe liegen die Leitungskompetenzen bei dem Arzt und die Durchführungskompetenzen bei der Pflege. Ähnlich stellt sich das Verhältnis in der Zusammenarbeit mit bevollmächtigten Angehörigen oder gesetzlichen Betreuern dar, weil hier unterstellt wird, dass die Fremdentscheidungen der Vertreter deckungsgleich mit den Eigenentscheidungen des Hilfebedürftigen wären. Bis heute gibt es keine sogenannten „Vorbehaltsaufgaben" der Pflege in Deutschland, d. h. es gibt keine Aufgaben, die eindeutig in den Zuständigkeitsbereich der Pflege fallen und für deren Erfüllung sie mit den notwendigen Kompetenzen ausgestattet wurde, um die Verantwortung übernehmen zu können. Bestrebungen, daran etwas zu ändern, mehren sich auf der einen Seite, werden allerdings auch heftig von Vertretern anderer Interessengruppen torpediert. Und wie ist die Situation innerhalb der Pflegeeinrichtung? Erfüllen die Stellenbeschreibungen die Grundsätze der Ausschließlichkeit und der Kongruenz zwischen Aufgabe, Kompetenz und Verantwortung? Und halten sich alle Stelleninhaber daran?

In unserem Seniorenzentrum Musterheim sind die Pflegefachkräfte verantwortlich für den Pflegeprozess und die Pflegeergebnisse, so berichtet uns die PDL. In den Stellenbeschreibungen sind sie mit der Durchführungskompetenz im Pflegeprozess ausgestattet, die der Eigen-Entscheidungskompetenz enge Grenzen setzt. Sie dürfen die pflegerischen Maßnahmen ausführen und in der Pflegeplanung teilweise die Methode (Anleitung, Übernahme) selbst auswählen (Ausführungskompetenz). Sie dürfen die Hilfsmittel und die Ausstattung der Einrichtung dazu nutzen (Verfügungskompetenz). Sie dürfen auch bei den Vorgesetzten einen Antrag z. B. auf ein Hilfsmittel stellen (Antragskompetenz). Bei der Eigen-Entscheidungskompetenz wird es schon weniger klar. Häufig können sie nicht bzw. nur teilweise selbst entscheiden, wie und wann sie die Aufgabe ausführen. Das wann ist aufgrund der Erfordernisse des Stationsalltags eingeschränkt, so geben Dienst- und Ablaufpläne zeitliche Rahmenbedingungen vor. Die WBL oder die PDL vereinbaren mit Angehörigen oder Betreuern in Abwesenheit der Pflegefachkraft bestimmte Vorgehensweisen zum wann und wie in individuellen Gesprächen (z. B. Bewohner A jeden Donnerstagvormittag duschen und anschließend zum Friseur bringen), die mittels Weisung an die Pflegefachkraft weitergegeben werden. Von Vorgesetzten entwickelte Konzepte regeln, welche Methoden oder Vorgehen angewendet werden oder nicht (z. B. wann, wie oft und womit das Sturzrisiko zu ermitteln ist). Die Vertretungskompetenz nach außen ist durch Verfahren reguliert und beschränkt sich regelhaft auf die Routineangelegenheiten mit den behandelnden Ärzten. Dieser eingeschränkte Handlungsspielraum der Stelle ist nicht geeignet die Prozessergebnisse zu verantworten. Es gibt zu viele Faktoren, die von der Pflegefachkraft nicht beeinflusst werden können, weil ihr die notwendigen Befugnisse dafür fehlen. Das Kongruenzprinzip – die Übereinstimmung von Aufgabe, Kompetenz und Verantwortung – scheint hier zumindest in Teilen verletzt zu sein. Vielleicht auch deshalb sprechen die Prüfbehörden und der Gesetzgeber bei der PDL von der verantwortlichen Pflegefachkraft.

Das Ausschließlichkeitsprinzip ist im Musterheim auch nur unvollständig umgesetzt, da mehrere Stellen (Pflegefachkraft und Wohnbereichsleitung und Pflegedienstleitung) die gleichen Befugnisse zur Wahl der Methoden und Ausführung pflegerischer Handlungen bei Bewohner A – Z haben und die Eigen-Entscheidungskompetenz auf die handwerkliche Ausführung einer Handlung reduziert ist. Wobei selbst hier die PDL oder die WBL häufig der Pflegefachkraft im Rahmen einer Pflegevisite Weisungen erteilt, wie genau der motorische Ablauf beispielsweise einer Lagerung zu erfolgen hat.

Wenn wir fragen, warum das so ist, antwortet die PDL im Musterheim, dass ihre Fachkräfte, viele Dinge einfach nicht beherrschen würden. „Die können das nicht". Wenn sie oder die WBL sich nicht ständig einmischten, dann käme es zu gravierenden Fehlern und Beschwerden und am Ende müsse sie dann den Kopf dafür hinhalten.

Damit sind wir bei der zweiten Bedeutung des Wortes Kompetenz, die mit Sachverstand bzw. Fähigkeiten umrissen ist und sich auf die Person, den Stelleninhaber, bezieht. Kompetenzen sind demnach ein Bündel von Fähigkeiten und Fertigkeiten, die ein Beschäftigter braucht, um seine Aufgabe erfolgreich zu bewältigen und seine Leistung zu erbringen (vgl. Witt-Bartsch & Becker 2010). Kompetenzen sind in ihren Ausprägungen erlernt, sie verändern und entwickeln sich. Sie lassen sich durch Kompetenzmodelle systematisch erfassen, differenzieren und abgrenzen. Neueren Modellen folgend (vgl. Blessin & Wick 2014) können vier Kategorien unterschieden werden:

- Personale Selbstkompetenz
- Fach- und Methodenkompetenz
- Sozialkompetenz
- Handlungskompetenz.

Unter der Selbstkompetenz werden unter anderem die Fähigkeiten des Einzelnen, sich und sein Handeln zu reflektieren und auf die eigene Gesundheit sowie das eigene Wohlergehen zu achten, verstanden. Es geht also um die Frage: Wie gehe ich mit mir selbst um? Die Fachkompetenz bezieht sich, wie der Name schon sagt, auf die Fähigkeiten und Fertigkeiten die fachlichen Aufgaben lösen zu können. Die Methodenkompetenz beschreibt das Wissen und die Fähigkeit, allgemein Techniken zur Aufgabenbewältigung einsetzen zu können. Dazu gehören z. B. Planungstechniken, Problemlösetechniken, Analysetechniken, Informations- und Kommunikationstechniken. Unter Sozialkompetenz (soft skills) werden die Fähigkeiten im Umgang mit anderen Menschen und der Umwelt zusammengefasst. Dazu gehören beispielsweise die Kritikfähigkeit, die Konfliktlösungsfähigkeit, die Kooperationsfähigkeit, die Fähigkeit zu Empathie und Wertschätzung und die Kommunikationsfähigkeit. Unter Handlungskompetenz versteht man die Fähigkeit sich in der jeweiligen Situation zielgerichtet, angemessen, durchdacht und verantwortlich zu verhalten, um die Aufgaben zu erfüllen. Anders ausgedrückt, könnte man auch sagen, Handlungskompetenz ist die effiziente und erfolgreiche Durchführung von Handlungen. Die anderen drei Kompetenzfelder fließen in die Handlungskompetenz ein und haben die Entwicklung bzw. Förderung von Handlungskompetenz zum Ziel.

Führungskompetenz kann auf übergeordneter Ebene betrachtet als das kognitive, motivationale, emotionale und verhaltensmäßige Potenzial einer Person, als Führungskraft zu agieren, definiert werden (ebd.). Jochmann (1997) hat vor dem Hintergrund seiner Erfahrungen in der Personalberatung ein Kompetenzmodell für Führungskräfte und Schlüsselmitarbeiter entwickelt, das die Einzelkompetenzen den drei Feldern Problemlösung, Sozialkompetenz und Einstellungen/ Motive zuordnet (Abb. 20).

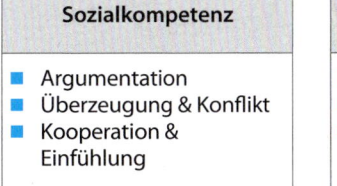
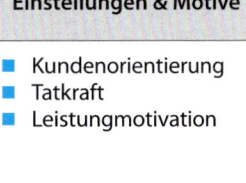

Problemlösung	Sozialkompetenz	Einstellungen & Motive

▪ Logik/Konzepte
▪ Analyse/
  Netzwerkdenken
▪ Lernfähigkeit
	▪ Argumentation
	▪ Überzeugung & Konflikt
	▪ Kooperation &
	  Einfühlung
		▪ Kundenorientierung
		▪ Tatkraft
		▪ Leistungmotivation

Abbildung 20: Kompetenzmodell für Führungskräfte nach Jochmann

Wenn Kompetenzen erlernt, sich verändernd und entwicklungsfähig sind, stellt sich die Frage nach dem Zusammenhang von Arbeit und Person. Insbesondere dem Aspekt der Kompetenzentwicklung wurde in der organisations- und arbeitspsychologischen Forschung eine große Bedeutung eingeräumt. So führt Ulich (2011) an, dass Leistungsunterschiede zwischen Mitarbeitern wesentlich auf das unterschiedliche Niveau der intellektuellen Bewältigung von Arbeitsanforderungen zurückgeführt werden können und eine auf geistiger Leistung beruhende rationellere Selbstorganisation ursächlich für eine höhere Produktivität des Mitarbeiters angesehen werden kann. Diese Ergebnisse bedeuten also, dass der „geistigen Arbeit" im Verhältnis zur „körperlich, handwerklich, motorischen Arbeit" mehr Stellenwert einzuräumen ist und dass eine Geringschätzung oder Reduktion von geistiger Arbeit am Ende eine Leistungsminderung nach sich zieht. Semmer & Udris (2007) stellen eine Wechselwirkung zwischen den Arbeitsanforderungen und den kognitiven Fähigkeiten des Beschäftigten fest. Mit anderen Worten kann eine Reduktion geistiger Arbeit in den Arbeitsanforderungen auch zu einer Reduktion der kognitiven Fähigkeiten bei den Beschäftigten führen oder umgekehrt entwickeln sich kognitive Fähigkeiten, wenn sie durch die Arbeit eingefordert werden. Darüber hinaus beschreiben die Forscher eine Wechselwirkung zwischen der Auswahl des Mitarbeiters (Selektion bei Einstellung und Stellenbesetzung) und der beruflichen Sozialisation (Persönlichkeitsentwicklung des Mitarbeiters in und durch die Arbeitstätigkeit).

Daraus resultiert für die Organisation, die Kompetenzen der Menschen verstanden als „Können" mit den Kompetenzen der Stellen verstanden als „Dürfen" in Einklang zu bringen und ein unternehmensspezifisches Kompetenzmodell zu entwickeln, in dem geklärt ist, was in dem Unternehmen welcher Stelleninhaber können und dürfen soll. Dabei ist zu berücksichtigen, dass die geistige Arbeit (Denken) kein Luxus, sondern eine maßgebliche Bedingung für den Erhalt und die Förderung von Leistungsfähigkeit und Produktivität angesehen werden kann. In ihrem Wissensbericht (Helios 2003) bezeichnet der Krankenhauskonzern Helios die Mitarbeiterkompetenz als einen „immateriellen Vermögenswert", der neben dem finanzwirtschaftlichen Vermögen seinen eigenen Platz hat.

Für die Situation in unserem Seniorenzentrum Musterheim könnten wir also exemplarisch folgende Fragen stellen:

- Stehen die Anforderungen an die Kompetenzen einer Pflegefachkraft (Selbst-, Fach-, Methoden-, Sozial-, Handlungskompetenz) im Einklang mit den Befugnissen und Handlungs-/Eigenentscheidungsspielräumen der Stellenbeschreibung?
  - Entsprechen die Befugnisse der Pflegefachkräfte im Musterheim dem heutigen Kompetenzstand und Selbstverständnis einer Pflegefachkraft?
- Wurden die Stellen mit Menschen besetzt, die die gewünschten Kompetenzen mitbringen?
  - Wenn nein, wurden die Stellen mit Menschen besetzt, die das notwendige Potenzial und den Willen zur Kompetenzentwicklung mitbringen? Und gibt es ein differenziertes Konzept/Programm/Vorgehen, wie diese Kompetenzen vermittelt und gefördert werden?
  - Wenn ja, lassen sich negative Auswirkungen der Kompetenzüberschneidungen und der geringen Handlungsspielräume auf die Leistung und die Produktivität der Pflegefachkraft beobachten?
- Verursacht die Einrichtung durch Verknappung der Übergabezeiten und der Zeiten für Pflegeplanungen etc. (Zeiten für geistige Arbeit) und die Fokussierung auf handwerklich, motorische Tätigkeiten (Produktion) Leistungsminderungen und Überforderungssituationen bei der Aufgabenbewältigung (Krankenstand, Stagnation, Burn out, Dienst nach Vorschrift, Kündigung) innerhalb der Pflegekräfte?
- Ist letztendlich bei dem Zuschnitt der Stelle die Erlangung von Handlungskompetenz überhaupt möglich oder verhindert die Stellenbeschreibung nicht geradezu jede Möglichkeit, Verantwortung für das eigene Handeln zu übernehmen?

Wir können zusammenfassend festhalten, dass es entscheidend ist, die Fähigkeiten des Stelleninhabers mit den Befugnissen der Stelle in Einklang zu bringen. Als Hilfsmittel bietet sich das einrichtungsspezifische Kompetenzmodell an. Um verantwortlich und sachgerecht zu handeln (Handlungskompetenz), benötigt der Mensch ein Bündel an Fähigkeiten einerseits und eine klare, überschneidungsfreie Regelung der Zuständigkeiten andererseits.

Die Leistung eines Beschäftigten wird von seinen kognitiven Fähigkeiten zur Bewältigung einer Aufgabe maßgeblich bestimmt, wobei die Arbeitsanforderung ihrerseits erheblichen Einfluss auf die Entwicklung der kognitiven Fähigkeiten der Person nimmt. Vor diesem Hintergrund ist eine Wertschätzung geistiger Arbeit als produktivitätsfördernd und wünschenswert zu betrachten, während eine Reduktion der Aufgaben auf motorisch, körperliche Tätigkeiten als kontraproduktiv einzuschätzen ist. In diesem Zusammenhang kommt die Auswahl der Beschäftigten bei der Besetzung einer Stelle genauso ins Spiel, wie die berufliche Sozialisation, die die Beschäftigten in einem Unternehmen erfahren.

Organisatorische Probleme treten insbesondere bei der Zuordnung und Wahrung von Entscheidungskompetenzen auf, die sich in die Fremd-Entscheidungskompetenzen und die Eigen-Entscheidungskompetenzen unterteilen lassen und die Grundlagen der hierarchischen Ordnung einer Einrichtung legen. Wir wollen deshalb im nächsten Abschnitt ein vertieftes Verständnis von dem Konstrukt „Entscheidung" gewinnen. Zuvor möchte ich Sie jedoch bitten, Ihre Gedanken, Assoziationen, Fragen, Gefühle zum Thema Kompetenzen kurz zu notieren und zu reflektieren.

Meine Gedanken zum Umgang mit Kompetenzen als Führungskraft

_____

_____

_____

_____

_____

3.2 Entscheidungen

Wir treffen täglich und überall Entscheidungen, ohne dass wir uns jede Entscheidung bewusst machen. Wir wollen zunächst einen kurzen Blick in die psychologische Entscheidungsforschung werfen, um ein Verständnis über die Grundlagen zu gewinnen. Das Wissen hilft uns, unser eigenes Entscheidungsverhalten zu reflektieren und das Entscheidungsverhalten der Menschen, mit denen wir zusammenarbeiten, besser zu verstehen. Darüber hinaus hilft es uns, Angehörige, Bewohner und Mitarbeiter in ihren Entscheidungsfindungen zu unterstützen.

3 Grundlagen von Führung

Richtige Entscheidungen treffen
Beispiele aus unserem Volkssport Fußball

Kapitän Christopher Schindler der Fußballmannschaft 1860 München nach einem verlorenen Spiel: „Vorne treffen wir die falschen Entscheidungen, hinten machen wir zu viele Fehler." (TZ, 11.4.2015)
Torwarttrainer Herbert Ilsanker der Fußballmannschaft Red Bull Salzburg über Torwart Gulasci nach einem kassierten Tor: „Er muss die Entscheidung noch besser treffen. Wenn ich gehe, muss ich den Ball haben. Das ist bei unserem Spiel wesentlich und ein großes Kriterium." (Laola 1, 3.4.2015)

Individuelle Ebene

Eine Entscheidung ist ein Prozess, der durch die Schritte beurteilen und wählen bestimmt wird. Dieser Prozess kann entweder durch eine Situation ausgelöst werden, in der ich erkenne, dass es mehrere (mindestens zwei) Optionen gibt oder durch eine Unzufriedenheit mit der gegebenen Situation, die mich gezielt nach weiteren Optionen suchen lässt. Wir wollen uns die Zusammenhänge an einem ganz banalen Alltagsbeispiel erschließen (vgl. Jungermann, Pfister, Fischer 2010): Sie sind am Arbeitsplatz und haben Hunger.

Ausgelöst durch das Hungergefühl entwickeln Sie das Ziel, diesen Hunger zu stillen und die Absicht etwas zu essen. Zur Umsetzung dieser Absicht stehen Ihnen verschiedene Optionen zur Verfügung. Sie können das mitgebrachte Brot essen, Sie könnten sich über einen Lieferservice eine Pizza bestellen oder Sie könnten am Kiosk etwas Süßes kaufen. Jede dieser Optionen hat andere Konsequenzen. Wenn Sie sich für das Pausenbrot entscheiden, ist das preiswert, schnell und einfach. Allerdings vielleicht nicht so lecker. Die Pizza ist mit Wartezeit und einer Geldausgabe verbunden. Allerdings hätten Sie darauf gerade richtig Lust. Das Süße am Kiosk wäre weniger teuer als die Pizza, schneller zu haben und auch lecker. Allerdings halten Sie das für ungesund und vielleicht auch nicht ausreichend sättigend. Hinzu kommen einige Faktoren, die Sie nicht beeinflussen können. Kommt der Pizzabote rechtzeitig zu Ihrer Pausenzeit an? Können Sie die Pause wie geplant nehmen? Hat der Kiosk wirklich die von Ihnen geliebte Schokolade vorrätig? Und schließlich gibt es da noch ihre moralischen Gründe, da Sie grundsätzlich eine gesunde und ökologisch verantwortliche Ernährung befürworten und die Frage, wie Sie Ihre Geldausgabe gegenüber Ihrem Lebenspartner begründen wollen, wenn Sie sich für die Pizza entscheiden. Damit haben wir uns schon die Komponenten eines Entscheidungsproblems vor Augen geführt, die in der Abbildung 21 noch einmal allgemeingültig festgehalten werden.

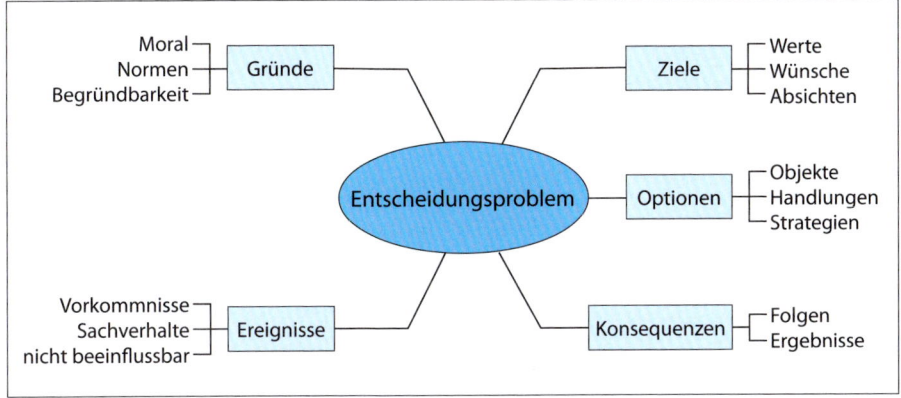

Abbildung 21: Komponenten von Entscheidungsproblemen

Nun stellt sich die Frage, wie viel geistige Arbeit oder anders ausgedrückt wie viel kognitiven Aufwand, investieren wir in die Bearbeitung eines Entscheidungsproblems. Die Forschung unterscheidet nach Art und Umfang vier Ebenen (Abb. 22). Den geringsten Aufwand verlangen die routinierten Entscheidungen. Es liegen umfängliche Informationen und Erfahrungen vor, eine Entscheidung wurde in der Vergangenheit getroffen und ist durch viele Wiederholungen in die Routine übergegangen. Es wird die aktuelle Situation mit der damaligen Entscheidungssituation verglichen und ein Automatismus ausgelöst. Sie haben sich beispielsweise in der Vergangenheit für die Option „Pausenbrot" entschieden und greifen bei Hunger jetzt automatisch zu ihrem Pausenbrot. Kommt es zu einer vom Normalfall abweichenden Situation (z. B. der Hund ihrer Kollegin hat das Pausenbrot angefressen), wird der routinisierte Entscheidungsprozess abgebrochen und eine aufwändigere Entscheidungsebene ist erforderlich. Im Normalfall habe ich also den Kopf frei für andere Dinge, da ich nicht täglich über die Frage Pausenbrot ja oder nein, neu nachdenken und entscheiden muss. Allerdings besteht auf der anderen Seite die Gefahr, dass ich veränderte Sachverhalte zu spät oder gar nicht wahrnehme und deshalb nicht erkenne, dass ich die Entscheidung neu bewerten muss. Eine Problemstellung, die gerade im Kontext der Fehlerforschung von Bedeutung und uns bei der Analyse von Pflegefehlern sehr vertraut ist.

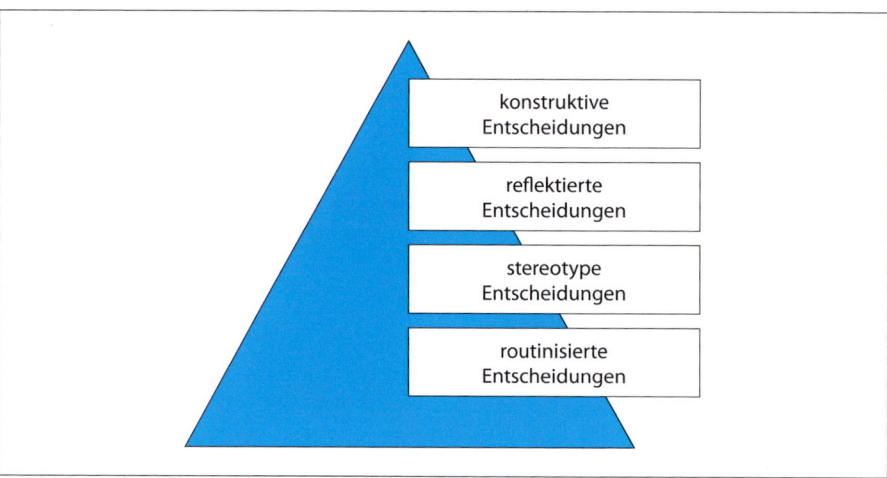

Abbildung 22: Ebenen des kognitiven Aufwandes

Etwas mehr kognitiven Aufwand verlangen die stereotypen Entscheidungen, da mit ihnen eine kleine Bewertung verbunden ist. Grundlage der Bewertung ist ein zuvor erlerntes Bewertungsschema, das zu eher intuitiv und weniger kognitiv getroffenen Entscheidungen führt. Es werden nur wenige Merkmale der Optionen betrachtet und überwiegend die Optionen ausgewählt, die vertraut und bekannt sind. So kaufen Sie beispielsweise für Ihre Pausenbrote immer Käse (zwar unterschiedliche Sorten) eines bestimmten Herstellers, weil Sie diesen irgendwie insgesamt vertrauenswürdig und sympathisch finden. Die Verpackung spricht Sie an und der Preis ist in Ordnung.

Richtig geistige Arbeit fordern die reflektierten Entscheidungen, die dadurch gekennzeichnet sind, dass die Person bewusst über ihre Entscheidung nachdenkt und sich gezielt Informationen zu den Optionen sucht, um eine Bewertung vorzunehmen. Das ist meistens dann der Fall, wenn es etwas für den Betroffenen Wichtiges zu entscheiden gilt. Am Ende muss nicht zwangsläufig die Wahl einer Option stehen. Es ist auch möglich, dass der Entscheidungsprozess unterbrochen, verschoben oder delegiert wird. Um bei unserem Beispiel zu bleiben, könnte so eine Entscheidungssituation dann entstehen, wenn Sie beispielsweise gerade von Ihrem Arzt gehört haben, dass ein Gesundheitsproblem durch die Ernährung beeinflusst werden kann. Sie werden sich Informationen über Optionen zum gewohnten Pausenbrot einholen, eventuell Ihre Entscheidung noch vertagen, um mehr Informationen zu sammeln oder verschieben, um Bedenkzeit zu gewinnen oder an einen Ernährungsberater delegieren, dem Sie die Entscheidung über die Diät überlassen.

Den höchsten kognitiven Aufwand verlangen konstruktive Entscheidungen. Hier sind die persönlichen Werte und die Optionen unklar oder noch gar nicht vorhanden. Ich muss mir also erst einmal klar darüber werden, was ich will und was ich tun kann. Bei unserem Beispiel bleibend, würde eine solche Situation eintreten können, wenn Sie aufgrund einer Ausbildungskooperation plötzlich für 6 Monate in China arbeiten würden. Sie kennen sich mit dem dortigen Lebensmittelangebot und den Optionen noch nicht aus. Sie sind noch nicht sicher, ob sie sich grundsätzlich der chinesischen oder der deutschen Tradition folgend ernähren wollen. Sie sind noch unsicher über die möglichen Konsequenzen der einzelnen Optionen.

In unserem Beispiel haben wir ein ganz einfaches Problem mit nur einem Ziel zugrunde gelegt. Nun ist unser Alltag etwas komplexer und regelhaft verfolgen wir mehr als nur ein Ziel. Es kommen Aspekte wie unterschiedliche Attribute und die Bewertung von Wichtigkeit im Kontext der Entscheidungen ins Spiel, die zu Entscheidungsregeln führen. Wir wollen uns ganz kurz zwei häufige Entscheidungsregeln exemplarisch ansehen, damit wir verstehen, was damit gemeint ist. Wir verlassen dazu „unser Pausenbrot" und wählen als neue Alltagssituation: „Sie wollen eine Woche Urlaub in sommerlicher Wärme machen". Sie könnten bei der Entscheidung darüber, welches Hotel Sie buchen wollen, nach der sogenannten EBA-Regel (Elimination-by-Aspects) vorgehen. Dazu legen sie Grenzwerte zu bestimmten Merkmalen und deren jeweiliger Wichtigkeit fest und eliminieren alles, was nicht darein fällt. Sie haben die Merkmale Preis, Strandnähe und Wetter gewählt und für jedes Attribut einen Schwellenwert festgelegt, der erfüllt sein muss. Dabei besitzt der Preis für Sie die höchste Priorität.

Priorität	Merkmal/Attribut	Schwellenwert
1	Preis	500 Euro
2	Strandnähe	100 m
3	Wetter/Tagestemperatur	25 Grad Celsius

Der EBA-Regel folgend nehmen Sie nun die Urlaubskataloge und streichen zunächst alle Ziele, die mehr als 500 Euro kosten, dann alle Hotels, die weiter als 100 m vom Strand entfernt liegen, und dann alle Orte, die zu der gewünschten Jahreszeit kälter als durchschnittlich 25 Grad sind. Am Ende haben Sie noch 3 Hotels, die übrig geblieben sind. Jetzt wenden Sie die MAU-Regel (additive multiattribute Nutzen Modell) an. Bei dieser Regel werden Abwägungsprozesse (trade off) vorgenommen. Eigenschaften, die nicht so gut sind, können durch andere gute Eigenschaften kompensiert werden. Es wird die Option gewählt, die den höchsten Gesamtnutzen hat. Sie vergleichen die Merkmale der Hotels miteinander und bewerten sie anhand einer Skala von 0 – 10, wobei 10 für die perfekte Erfüllung und 0 für das vollständige Fehlen der Eigenschaft steht. Während Hotel A zwar schön ruhig am Stadtrand liegt, gibt es dort nur ein kleines Bistro mit Snacks und zur Disco ist es auch gut 2 km Fußweg. Hotel C liegt zwar an einer Nebenstraße aber mitten in der Partyzone des Ortes. Neben Snacks ist auch ein „Chinese Take away" vorhanden und eine Disco ist nebenan. Hotel B liegt ähnlich wie Hotel C im Zentrum, hat aber ein Restaurant mit internationaler Speisekarte ganztägiger Öffnungszeit. Zur Disco ist es rund 500 m.

	Ruhige Lage	Restaurant	Fahrradverleih	Disco nah bei
Hotel A	8	1	8	1
Hotel B	1	9	8	5
Hotel C	1	2	8	9

Aus Sicht der Wichtigkeit ist Ihnen die ruhige Lage sehr wichtig (0,7), das Restaurant wichtig (0,5), der Fahrradverleih nett (0,3) und die Disco mehr eine Erinnerung an die Jugend und eigentlich nicht wichtig (0,2). Sie werden sich also für das Hotel A entscheiden. Mit der MAU-Regel lässt sich die Entscheidung mathematisch bestimmen (was wir in der Praxis nicht machen):

	Ruhige Lage	Restaurant	Fahrradverleih	Disco nahbei	Gesamtnutzen
Hotel A	8 x 0,7 = 5,6	1 x 0,5= 0,5	8 x 0,3 = 2,4	1 x 0,2 = 0,2	8,7
Hotel B	1 x 0,7 = 0,7	9 x 0,5 = 4,5	8 x 0,3 = 2,4	5 x 0,2 = 1,0	8,6
Hotel C	1 x 0,7 = 0,7	2 x 0,5= 1,0	8 x 0,3 = 2,4	9 x 0.2 = 1,8	5,9

Das Problem der Abwägungsprozesse und der Kompensation ist, dass es psychisch belastend und kognitiv sehr anspruchsvoll und anstrengend sein kann. Schließlich müssen Sie ganz bewusst Ihre Zielkonflikte bearbeiten und erhalten am Ende einen Kompromiss (Jungermann, Pfister, Fischer 2010). In unserem Beispiel müssen Sie sich also erst einmal darüber klar werden, ob Ihnen die Ruhe und Erholung oder Tanzen und lange Nächte wichtiger sind usw. Eigentlich wollen Sie beides und egal wie Sie sich entscheiden, erhalten Sie im Ergebnis immer weniger als Sie sich eigentlich vorgestellt haben.

Die psychologische Entscheidungsforschung versucht Erklärungen und Muster über die Art und Anwendung von Entscheidungsregeln herauszufinden und damit der Praxis Orientierungshilfen anzubieten, um Entscheidungsprozesse optimieren und Entscheidungsfehler vermeiden zu können. Dabei haben sich die Entscheidungsforschungen zunächst aufbauend auf den Wert- Erwartungs-Theorien der Motivationsforschung und auf wirtschaftswissenschaftlichen Modellen auf die rationalen Entscheidungsprozesse konzentriert. Maßgeblich ist hier die Theorie der Maximierung des subjektiv erwarteten Nutzens (SEU-Theorie) von Edwards. Danach würden für jede Option alle Konsequenzen und ihr jeweiliger Nutzen ermittelt. Der jeweilige Nutzen wird mit der Wahrscheinlichkeit, dass er eintritt, multipliziert. Die Addition aller so erzielten Nutzenwerte gibt dann den Gesamtnutzen für diese Option. Die Entscheidung fällt auf die Option mit dem höchsten Gesamtnutzen. Eine Erweiterung dieser Theorie stellt die auch heute noch prägende Prospect- Theorie (PT) von Kahnemann und Tversky dar. Sie stellt fest, dass der Wert einer Konsequenz nicht absolut, sondern immer im Verhältnis zu einem Referenzpunkt beurteilt wird. In unterschiedlichen Situationen oder zu unterschiedlichen Zeitpunkten kann es also zu ganz anderen Bewertungen der gleichen Konsequenz kommen. Wenn Sie beispielsweise mit Ihrer Freundin einen „Jugend-Revival-Urlaub" machen wollen, werden Sie die Attribute ruhige Lage und Diso aus unserem Beispiel anders bewerten als in unserem Beispiel oben. Darüber hinaus geht die PT davon aus, dass Entscheidungen bei erwarteten Gewinnen eine geringere Risikobereitschaft als bei erwarteten Verlusten mit sich bringt (lieber den Spatz in der Hand als leer ausgehen) und geringe Eintrittswahrscheinlichkeiten häufig überschätzt werden (worüber sich unter anderem die Lottogesellschaften freuen). Nicht zuletzt beschreibt die PT mit dem Begriff Framing effect, dass die Art und Weise, wie ein Entscheidungsproblem dargestellt wird (optimistische oder pessimistische Brille/dramatisch oder alltäglich), Einfluss auf den Entscheidungsprozess nimmt (vgl. Holling & Kanning 2007). Einen weiteren wichtigen Beitrag zum Verständnis nach welchen Regeln Entscheidungen getroffen werden, leistet das Modell der adaptiv-kontingenten Regelselektion von Payne et al., das hier stellvertretend für vergleichbare Modelle anderer Verfasser kurz dargestellt wird. Payne et al. gehen davon aus, dass die Art und Weise, wie Entscheidungen getroffen werden (nach welchen Regeln), von verschiedenen Einflussfaktoren abhängt, also kontingent (bedingungsabhängig) ist. Die Entscheidungsregeln werden in Abhängigkeit von den Eigenschaften des Problems (z. B. Komplexität) und in Anpassung an die Situation (z. B. Zeitdruck) ausgewählt. Dabei streben die Menschen eine möglichst genaue Entscheidung mit möglichst geringem kognitivem Aufwand an. Sie wählen also die Entscheidungsregeln als Ergebnis einer Kosten-Nutzen-Analyse aus Sicht des kognitiven Aufwands. Diese Abwägung vor dem Hintergrund begrenzter kognitiver Kapazitäten zur Informationsverarbeitung wird als rationales Verhalten verstanden. Daran anknüpfend gibt es Forschungsansätze, die davon ausgehen, dass Heuristiken (vereinfachte Lösungsverfahren z. B. Versuch und Irrtum) ein Bestandteil dieser Regeln sind, die angepasst an bestimmte Situationen eingesetzt würden und erfolgreich seien (Jungermann, Pfister, Fischer 2010). Auf unser Urlaubsbeispiel angewendet, können wir also festhalten:

- In unserem Beispiel haben wir uns in Ruhe und mit viel Zeit und kognitivem Aufwand für das Hotel A entschieden und als Referenzpunkt den Erholungsfaktor durch Ruhe zugrunde gelegt.
- Möchte ich vor allen Dingen Spaß mit der Freundin erleben, wird die Entscheidung nicht auf Hotel A fallen. Ich werde vermutlich Hotel C wählen, da ich dabei das geringste Risiko eingehe, keinen Spaß zu haben (Disco im Haus und Lage in der Party Zone) und die Wahrscheinlichkeit, dass ich dort den Mann meines Lebens und coole neue Freunde treffe, überschätze. Darüber hinaus hat meine Freundin mir eindringlich dargelegt, dass es dringend an der Zeit ist, dass ich endlich mal wieder einfach nur Spaß habe, unter Leute komme und Discos heute das absolute Non-plus-ultra in Sachen Unterhaltung darstellen. Da ich schnell buchen muss, um noch einen Preisvorteil (Frühbucherrabatt) zu realisieren und keine Zeit und Lust habe, mich damit stundenlang zu beschäftigen, prüfe ich nur das Merkmal „Disco ja oder nein" und sage mir „kann man ja mal ausprobieren".

Es ist also nicht so, dass wir immer vollständig rational unsere Entscheidungen treffen. Wir haben oft nicht alle verfügbaren Informationen oder wir nutzen sie nicht. Hinzu kommen Grenzen und Verzerrungen in unseren Informationsverarbeitungsprozessen. Das trifft auf jeden Einzelnen von uns zu und erst recht auf eine Organisation. Sehen wir uns also einmal an, welche Erkenntnisse die Forschung zu Entscheidungsprozessen in Organisationen gewonnen hat.

Organisationsebene

In der Realität ist das Modell rationaler Entscheidungen in Organisationen so gut wie gar nicht anzutreffen. Deshalb wurde das Bild der „beschränkten Rationalität" gezeichnet, das eine begrenzte Kapazität der Menschen zur Informationsverarbeitung anerkennt. Die Grenzen zeigen sich unter anderem darin, dass Probleme zunächst unerkannt bleiben oder geleugnet werden. Bei den Bemühungen um Problemlösungen werden oft vereinfachte Bilder der Realität zugrunde gelegt und nur wenige Optionen bzw. Alternativen gesucht (Schaper 2006).

Der amerikanische Sozialwissenschaftler Herbert Alexander Simon erhielt 1978 den Wirtschaftsnobelpreis für seine Forschung zu Entscheidungsprozessen in Wirtschaftsorganisationen. Zusammen mit dem amerikanischen Organisationstheoretiker James Gardner March entwickelte er das Modell des adaptiven Problemlösens. Das Modell zeigt auf, wie die individuellen Rationalitätsbeschränkungen in einer Organisation kompensiert und komplexe Probleme durch schrittweise Verbesserungen bewältigt werden. Untersuchungen von Scholl und anderen bestätigen, dass dieses Entscheidungsmodell in der Realität häufig erfolgreich angewendet wird (Scholl 2007). Voraussetzung ist eine geeignete Organisationstruktur:

- Durch geschickte Arbeitsteilung und durch Spezialisierung müssen alle nur überschaubare Teilprobleme lösen.
- Der Detaillierungsgrad einer Problembetrachtung wird der Komplexität und der Entscheiderebene angepasst. Je höher der hierarchische Rang und je komplexer das Problemfeld desto stärker erfolgt eine Vereinfachung auf Kernmerkmale.
- Es werden Regelungen für sich wiederholende Probleme durch Rückgriff auf eigene Erfahrungen oder durch Nachahmung anderer Problemlösungen entwickelt.
- Innovationen zielen auf lokale Verbesserungen und nicht auf umfassende Optimierungsversuche. Sie werden durch Spezialisten initiiert.
- Probleme werden nicht gleichzeitig, sondern nacheinander angegangen.
- Es werden nicht optimale, sondern nur befriedigende Lösungen gesucht.

In diesem Modell werden die unterschiedlichen individuellen Bedürfnisse und Interessen und die daraus resultierenden Konfliktsituationen in Organisationen wenig beachtet. Darauf legt das Politikmodell sein Augenmerk.

Bei Entscheidungsproblemen geht es also nicht nur und oft nicht einmal vorrangig um die bestmögliche Lösung eines gegebenen Problems, sondern meist auch um die Frage, wer von einer bestimmten Problemlösung Vorteile hat und wer Nachteile. (Scholl, 1998).

Unter politischen Entscheidungen sind alle bindenden Entscheidungen zu verstehen, die Interessenskonflikte regeln. Dazu zählen in erster Linie zentrale Entscheidungen über Budgets, Beförderungen, Kündigungen usw. aber auch nachgeordnete Entscheidungen (vgl. Kapitel 2.5 Mikropolitik). Das Politikmodell ließ sich in Untersuchungen in rund 50 Prozent der Unternehmen als Entscheidungsmodell beobachten. Bei knapp einem Viertel davon wurde gleichzeitig auch das Modell des adaptiven Problemlösens angewendet. Diese Fälle zeigten sich als erfolgreich, während die Fälle, in denen Entscheidungsprozesse rein nach dem Politikmodell erfolgten, Misserfolge waren (Scholl, 2007).

Die erfolgreichen Fälle der Kombination von adaptivem Problemlösen und Politik waren viel mehr durch kooperative Konflikthandhabung ohne Machtausübung geprägt als die Fälle des reinen Politikmodells. (Scholl, 1998).

Wir können also festhalten, dass unsere individuellen Kapazitätsgrenzen, Informationen aufzunehmen und zu verarbeiten, um in Folge rationale Entscheidungen zu treffen, durch die oben beschriebenen strukturellen Regelungen in einer Organisation erfolgreich ausgeglichen werden können. Rationale Entscheidungsprozesse in Unternehmen sind umso wahrscheinlicher und erfolgreicher,

3 Grundlagen von Führung

77

als sie die unterschiedlichen Interessen und potenziellen Interessenskonflikte bei der Lösungssuche berücksichtigen. Die Abbildung 23 zeigt noch einmal eine Übersicht der beiden in der Realität häufig beobachtbaren Entscheidungsmodelle im Vergleich.

Adaptives Problemlösen	Politikmodell
■ Normvorstellung: Überwindung individueller Rationalitätsbeschränkungen	■ Normvorstellung: Im Zweifel gewinnt der Stärkere, muss sich aber bewähren.
■ Ziele und Präferenzen sind mehrdeutig und modifizierbar	■ Ziele und Präferenzen sind unterschiedlich und zum Teil verdeckt.
■ Zusammenhänge werden durch ein vereinfachtes Abbild der Realität erstellt	■ Zusammenhänge werden durch unterschiedliche interessengefärbte Überzeugungen erstellt.
■ Organisationshierarchie korrespondiert mit Problemhierarchie	■ Macht und Kontrolle sind durch Interessensgruppen und Koalitionen geprägt.
■ Der Entscheidungsprozess verläuft weitgehend geordnet, adaptive Rationalität	■ Der Entscheidungsprozess ist interessengesteuert durch oder gegen die Ordnung.

Abbildung 23: Übersicht Entscheidungsmodelle in Anlehnung an Scholl 2007

Lassen Sie uns nun unseren Besuch im Seniorenzentrum Musterheim reflektieren. Wir wollen sehen, ob wir etwas von diesen Entscheidungsmodellen entdecken können.

Wir haben gehört, dass die Pflegekräfte der Wohngruppe 1 im Spätdienst nicht pünktlich ihre Arbeit beenden. Die Kollegen überziehen ihre Arbeitszeit regelmäßig abends um 30 Minuten, weil sie die Arbeit nicht in der vorgegebenen Zeit schaffen würden. Objektiv hat die Wohngruppe 1 aber die meisten Bewohner mit Pflegestufe 1 und der Mehrbedarf lässt sich nicht objektivieren. Hier zeigt sich das Politikmodell. Die Entscheidung der Mitarbeiter länger zu arbeiten ist interessengesteuert und widerspricht der Ordnung (Arbeitszeit). Sie versuchen ihre Sicht der Dinge durchzusetzen (mehr Personal oder weniger Arbeit) und haben dabei insbesondere ihren Bereich und nicht das ganze Haus oder die finanzwirtschaftlichen Aspekte der Einrichtung im Blick. Welche Ziele sie genau verfolgen, ist unklar. Das Politikmodell zeigt sich auch in der Wohngruppe 3. Vorwürfe über unordentliche Arbeitsweisen und zu viele Raucherpausen haben letztlich zur Kündigung der neuen Mitarbeiter geführt. Auch die Entscheidungsprozesse hinsichtlich der Kompetenzzuweisung im Pflegeprozess offenbaren das Politikmodell, bei dem die Konflikthandhabung insbesondere durch Machtausübung aufgrund von Funktionen gestützt wird. Das Modell des adaptiven Problemlösens lässt sich in der Bearbeitung des Problemfeldes Arbeitsschutz, der Implementierung von Qualitätszirkelarbeit, der Anwendung von Projektarbeit und der

Aufgabengestaltung des Leitungsteams erkennen. Die Steuerung der internen Belegung von Einzelzimmern, zeigt wie die Entscheidungsprozesse vom reinen Politikmodell in ein adaptives Problemlösen mit kooperativer Konflikthandhabung gewandelt wurden.

Zeit zum Nachdenken und Nachlesen

Blättern Sie einmal zurück zu den Beispielseiten und reflektieren Sie die Entscheidungsprozesse. Wie war die Entscheidungssituation? Welche Optionen mit welchen Konsequenzen lassen sich denken? Wie lassen sich Nutzen und Wahrscheinlichkeit einschätzen? Wie könnten die rein politischen Entscheidungen durch organisatorische Regelungen unter Berücksichtigung der Interessenslagen verändert und verbessert werden?

Hier ist Platz für Ihre Gedanken und Ideen

_____

_____

_____

_____

In Kapitel 3.1 haben wir gelernt, dass die Befugnisse Entscheidungen zu treffen nach Eigen-Entscheidung und Fremd-Entscheidung unterschieden werden können. Wir haben in diesem Kapitel einen Einblick gewonnen, wie Menschen Entscheidungen treffen und welche Faktoren Einfluss darauf nehmen können. Wir haben auch gesehen, dass in der Realität die rein rational gefundene beste Entscheidung nicht so häufig vorkommt und in Organisationen extrem selten beobachtet werden kann. Wir haben zwei Modelle zum Entscheidungsprozess in Unternehmen kennengelernt, die geeignet sind, die Wirklichkeit in großem Umfang abzubilden. Dabei zeigen sich die Entscheidungsprozesse als besonders erfolgreich, die adaptiv rational unter Einbindung der unterschiedlichen Interessen getroffen werden. Jetzt stellt sich die Frage, wie lassen sich die unterschiedlichen Interessensgruppen an Entscheidungsprozessen beteiligen? Es stellt sich also die Frage nach der Partizipation.

3.3 Partizipation, Delegation und Kooperation

Unter dem Begriff Partizipation wird die Beteiligung an Entscheidungen verstanden, die zu einem gemeinsamen Arbeiten an Prozessen der Willensbildung und der Entscheidungsfindung führt (Scholl 2007). Davon zu unterscheiden ist der Begriff der Delegation, der sich auf die Weitergabe von Aufgaben und der Kompetenzverteilung bei der Stellenbildung eines Unternehmens bezieht. Die Aufgaben werden nicht gemeinsam erarbeitet (Schulte-Zurhausen 2005). Im englischen Sprachraum werden die Begriffe Partizipation und Kooperation synonym verwendet. Im betriebswirtschaftlichen Sprachgebrauch verstehen wir unter Kooperation die Zusammenarbeit mit externen Unternehmen und Dienstleistern.

Partizipation

Bei der Partizipation geht es also um die Beteiligung an Entscheidungsprozessen, um ein Machtgefälle zu verringern und die Demokratie in einem Unternehmen zu stärken. Darüber hinaus trägt Partizipation dem menschlichen Bedürfnis nach Selbstentfaltung Rechnung. Letztlich soll Partizipation auch die Effektivität steigern, weil es das Wissen und die Fähigkeiten vieler Menschen nutzt und damit bessere Entscheidungen getroffen werden können. Wetzel (2013) konstatiert: Partizipation

> steht offenkundig für eine der wichtigsten Sehnsüchte der Gegenwart, für den Drang nach Teilhabe resp. Teilnahme an Kommunikation.

Wenn wir uns mit dem Phänomen beschäftigen, stellen sich uns zunächst die Fragen nach dem „wie viel" und dem „wer". Das Ausmaß der Partizipationsmöglichkeiten (wie viel) lässt sich nach Dachler & Wilpert (1980) auf einer Achse – dem Partizipationskontinuum – in sechs Stufen abbilden. Das geringste Ausmaß wird dabei mit „keiner Information" und der höchste Partizipationsgrad mit „Autonomie" bezeichnet (vgl. Abbildung 24).

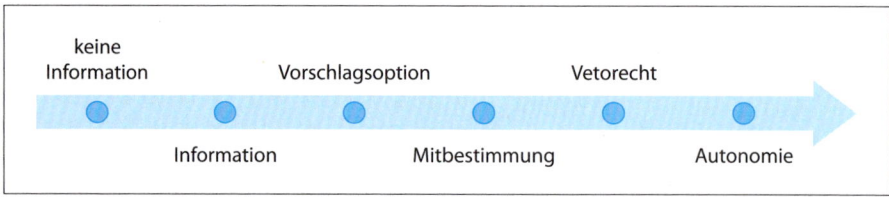

Abbildung 24: Partizipationskontinuum

Auf der Stufe der Information wird der Betroffene über eine Entscheidung vorher oder nachher informiert. Mit der Vorschlagsoption wird die Möglichkeit eröffnet, die eigene Meinung in den Entscheidungsprozess einzubringen. Unter Mitbestimmung verstehen Dachler & Wilpert die Berücksichtigung der Betroffenenmeinung bei der Entscheidung, während mit dem Vetorecht eine Entscheidung blockiert oder durchgesetzt werden kann. Autonomie bedeutet, dass die Entscheidung vollständig bei dem Betroffenen liegt.

Partizipationsüberlegungen in Pflegeeinrichtungen richten sich zum einen an die Interessensgruppe der Bewohner und zum anderen an die Interessensgruppe der Beschäftigten. Die Beteiligung kann direkt durch die Betroffenen selbst oder indirekt durch ihre Repräsentanten erfolgen (wer).

Indirekte Partizipation der Bewohner

Eine Form der indirekten Partizipation stellt der gesetzliche Betreuer oder der Bevollmächtigte dar. Vor dem Hintergrund der UN-Behindertenkonvention wird die Schnittstelle des Begriffs Partizipation zu dem Begriff Inklusion deutlich. Der gesetzliche Betreuer soll demnach seine Stellvertreterrechte auf ein absolutes Minimum beschränken und zunächst einmal alles daran setzen, den Betroffenen bei der eigenen Willensbildung und Entscheidungsfindung zu unterstützen. Die UN-Behindertenkonvention fordert damit ein Mehr an direkter Partizipation oder anders formuliert an Selbstvertretung. Wetzel (2013) folgend,

> *fungiert der Ausdruck Partizipation als eine lebensweltliche Stellvertretervokabel für Inklusion.*

Wir wollen uns an dieser Stelle die indirekte Partizipation der Bewohner auf der Unternehmensebene ansehen, die durch den Gesetzgeber auf Länderebene in Gesetzen und Durchführungsverordnungen normativ geregelt wurde. Repräsentant der Bewohnerinteressen ist der Bewohnerbeirat. Exemplarisch soll am Beispiel von Nordrhein-Westfalen das Ausmaß der gesetzlich vorgesehenen Beteiligungsmöglichkeiten betrachtet werden. Der Gesetzgeber in NRW hat der Beteiligung der Betroffenen einen überragenden Stellenwert eingeräumt und dies dadurch unterstrichen, dass die selbstbestimmte Lebensführung und die Mitwirkung und Mitbestimmung in § 1 Absatz 1 Wohn- und Teilhabegesetzt (WTG) allen Regelungen vorangestellt wird. In der Begründung heißt es:

> *Es handelt sich bei den in § 1 Absatz 1 genannten Aspekten nicht um symbolische Bekundungen, sondern um konstitutive Regelungen, die zum Kernbestand des Gesetzes gehören.*

Dabei differenziert das Gesetz in Mitwirkung (§ 3, Abs. 6 WTG) und Mitbestimmung (§ 3, Abs. 7 WTG).

§ 3 Begriffsbestimmungen

(6) Mitwirkung der Nutzerinnen und Nutzer umfasst Informations-, Mitsprache- und Beratungsrechte bei Entscheidungen der Leistungsanbieterin oder des Leistungsanbieters, wobei die Entscheidung nicht von der Zustimmung der Nutzerinnen und Nutzer abhängig ist.

(7) Mitbestimmung bezeichnet die Form der Mitwirkung, bei der Entscheidungen oder Maßnahmen der Leistungsanbieterinnen und Leistungsanbieter erst durch Zustimmung der Nutzerinnen und Nutzer wirksam werden.

Zur Wahrnehmung dieser Rechte ist ein Beirat zu wählen (§ 22 Absatz 1 WTG). In der Begründung wird dazu ausgeführt:

Nutzerinnen und Nutzer sollen in den Angelegenheiten des Betriebs der Einrichtung, die sie selbst betreffen, durch einen von ihnen gewählten Beirat mitwirken oder mitbestimmen. [...] Unter Mitwirkung wird nach § 3 Absatz 6 eine Beteiligung des Beirates an Entscheidungen der Einrichtungsleitung insbesondere in Form von Informations- und Anhörungsrechten verstanden. Mitbestimmung ist dagegen nach § 3 Absatz 7 echte Mitentscheidung. Die unternehmerischbetriebswirtschaftliche Führung der Einrichtung ist – wie bisher auch – nicht Gegenstand der Mitwirkungsrechte.

Kann ein Beirat nicht gebildet werden, sieht § 22 Absatz 7 WTG ein Stufenverfahren für die Interessensvertretung vor. Zunächst besteht die Option, dass Angehörige ein Vertretungsgremium bilden. Kommt dieses auch nicht zustande, bestellt die Aufsichtsbehörde (Heimaufsicht) mindestens eine Vertrauensperson. Die genauen Einzelheiten zur Umsetzung sind über 12 Paragraphen in der Durchführungsverordnung ausgeführt (§§ 10 – 22 WTG DVO). Die §§ 11 und 12 der DVO präzisieren die Inhalte, bei denen der Bewohnerbeirat mitbestimmt bzw. mitwirkt, in § 13 DVO werden die Grundsätze der Zusammenarbeit festgelegt.

§ 11 Mitbestimmung des Beirates

Der Beirat bestimmt mit bei Entscheidungen der Einrichtungsleitung

1. zur Aufstellung der Grundsätze der Verpflegungsplanung,

2. zur Planung und Durchführung von Veranstaltungen zur Freizeitgestaltung und

3. zur Gestaltung der Hausordnung.

Zur Umsetzung der Mitbestimmung informiert die Einrichtungsleitung den Beiratsvorsitz schriftlich über die mitbestimmungspflichtige Fragestellung. Der oder die Vorsitzende führt eine Befassung des Beirates mit der Fragestellung herbei. Sofern der Beirat nicht binnen vier Wochen nach der Information durch die Einrichtungsleitung eine Rückmeldung gibt oder Gründe für eine Verzögerung der Entscheidung mitteilt, gilt seine Zustimmung zur Entscheidung als erteilt.

Nach § 3 Absatz 7 WTG können die mitbestimmungspflichtigen Angelegenheiten erst wirksam werden, wenn der Bewohnerbeirat seine Zustimmung erteilt hat. Wenn der Beirat nicht zustimmt und sich mit der Einrichtungsleitung nicht einig werden kann, sieht § 13 Absatz 4 DVO eine Moderation und Konfliktlösung durch die Heimaufsicht vor. Sollte auch diese keinen Erfolg zeigen, trifft die Aufsichtsbehörde die Entscheidung.

Das im Gesetz des Landes NRW definierte Mitbestimmungsrecht entspricht damit dem Vetorecht auf dem Partizipationskontinuum. Mögliche Konflikte in Entscheidungssituationen wurden bereits mitgedacht und im Sinne eines möglichst rationalen Entscheidungsprozesses normativ geregelt.

Im Seniorenzentrum Musterheim wird der Bewohnerbeirat vom Sozialen Dienst begleitet, der bei den Sitzungen und Wahlen des Beirats unterstützt. Im Rahmen der Qualitätszirkelarbeit zum Thema Essenswagen hat die Vorsitzende des Bewohnerbeirats teilgenommen (vgl. Kap. 2.3). Die Küchenleitung stellt die Speisepläne für einen Zyklus von 8 Wochen auf. Bewohnerwünsche und -beschwerden werden über das Pflegepersonal an die Küche weitergeleitet. Das Leitungsteam hat konzeptionell für alle Wohngruppen außer Wohngruppe 4 (Demenz) das Schüsselsystem festgelegt. Die Gestaltung der Speiseräume und Tische wurde grundsätzlich ebenfalls im Leitungsteam abgestimmt (Tischsets, Anordnung der Tische, Bilder etc). Die Sitzordnung wird von dem Pflegeteam festgelegt, bei Problemen wird die Wohnbereichsleitung hinzugezogen. Die jahreszeitliche Gestaltung und die Dekoration bei Veranstaltungen und Festen werden in den Teams der Wohngruppen entschieden. Wir stellen also fest, dass im Seniorenzentrum Musterheim das Partizipationsausmaß deutlich geringer ist, als vom Gesetzgeber vorgesehen. Auf Nachfrage benennen die Mitarbeiter folgende Gründe:

3 Grundlagen von Führung

83

- Wir haben mit dem Bewohnerbeirat eigentlich nichts zu tun, das macht der Soziale Dienst,
- Wenn der Bewohnerbeirat das alles mitentscheiden sollte, wäre er total überfordert. Dann lässt sich keiner mehr zur Wahl aufstellen.
- Die Bewohner können das nicht mehr entscheiden. Vielen ist es egal, andere sind zu dement. Außerdem ist das viel zu kompliziert, die kennen ja oft nicht die Hintergründe.
- Wenn die Bewohner immer erst entscheiden müssten, würde das viel zu viel Zeit in Anspruch nehmen. Die haben wir nicht. Und wann sollen wir denn dann mit den Planungen und Vorbereitungen anfangen.
- Wir wissen, was den Bewohnern gefällt und wenn etwas nicht gefällt, dann sagen die das schon.
- Wir berücksichtigen ja die Wünsche soweit möglich und informieren. Das muss doch reichen.

An diesen Einwänden zeigt sich die Problematik der Partizipation im Allgemeinen, die für die Beteiligung von Mitarbeitern gleichermaßen gilt. Es bedarf bestimmter Voraussetzungen, damit Partizipation nicht in der Praxis unterlaufen wird und funktioniert. Dazu gehören:
- die Bereitschaft Macht abzugeben und zu teilen,
- die Bereitschaft und Fähigkeit der Einzelnen sich zu beteiligen,
- die Bereitschaft mit Konflikten und Unsicherheit umzugehen,
- die Bereitschaft miteinander und voneinander zu lernen,
- Strukturen und Regeln, die eine Beteiligung ermöglichen.

Bevor wir uns mit der indirekten Beteiligung der Mitarbeiter befassen, überlegen Sie doch einmal, was Sie als Führungskraft tun könnten und wie Sie agieren müssten, um die Mitbestimmungsrechte des Bewohnerbeirats mit Leben zu füllen und zu einer echten Beteiligung an Entscheidungsprozessen werden zu lassen.

Kleine Denkaufgabe

Wie lässt sich die indirekte Partizipation der Bewohner mit Leben füllen?

Wie kann ich als Führungskraft dazu beitragen?

Was braucht es, um zu guten Entscheidungen zu kommen?

- Schulungen, Schulungsmaterial _____
- Schriftliche Aufbereitung von Informationen _____
- Führungen, Demonstrationen, Erprobungen _____
- Persönliche Kontakte, Gespräche _____
- Besprechungen _____
- Informations- und Kommunikationsmedien _____
- Verfahren, Regelungen _____
- ■ _____
- ■ _____
- ■ _____

Indirekte Partizipation der Mitarbeiter

Die Beteiligung der Mitarbeiter an Entscheidungen erfolgt auf zwei Ebenen. Innerhalb eines Betriebs ist der Betriebsrat oder die Mitarbeitervertretung das Gremium, das die Interessen der Arbeitnehmer repräsentiert. In Kapitalgesellschaften nehmen die Beschäftigen durch den Aufsichtsrat ihre Beteiligungsrechte auf Unternehmensebene wahr. Auch die indirekte Partizipation der Mitarbeiter ist durch den Gesetzgeber normativ geregelt. Für die Unternehmen der Kirche gelten die Mitarbeitervertretungsgesetze oder -verordnungen, die auf Kirchenrecht beruhen und für die öffentlich-rechtlichen Verwaltungen und Körperschaften gelten die Personalvertretungsgesetze des Bundes und der Länder. Diese können von dem Betriebsverfassungsgesetz abweichen, das für alle anderen Unternehmen mit mindestens fünf Mitarbeitern, die länger als sechs Monate beschäftigt sind, gilt. Leitende Angestellte werden nicht durch den Betriebsrat repräsentiert, sondern durch einen Sprecherausschuss. Die Größe des Betriebsrats ist von der Zahl der regelmäßig Beschäftigten abhängig. Der kleinste Betriebsrat umfasst ein Mitglied, bei Unternehmen mit mehr als 7 000 Beschäftigten setzt sich das Gremium aus 35 Mitgliedern zusammen. Ab drei Mitgliedern ist ein Betriebsratsvorsitzender zu wählen. Die Beteiligungsrechte des Betriebsrats werden in Mitwirkungs- und Mitbestimmungsrechte unterteilt (Bundesministerium für Arbeit und Soziales, 2012). Abbildung 25 zeigt die Mitwirkungsmöglichkeiten und ihre Anwendungssituationen im betrieblichen Geschehen auf. Die Graduierung reicht vom einfachen Recht auf Informationen bis zum Beratungsrecht, bei dem sich die Führung intensiv mit den Argumenten, Einwänden und Vorschlägen des Betriebsrats auseinandersetzen und diese diskutieren muss, bevor sie abschließend ihre Entscheidung trifft. Ein Blick auf die Anwendungsbeispiele des Beratungsrechts zeigt, dass es sich immer um Entscheidungssituationen handelt, die in ihren Auswirkungen die Arbeitsbedingungen, die Beschäftigungssicherheit und die Gesundheit der Mitarbeiter beeinflussen. Deutlich wird aber auch, dass die Qualität der Partizipation von dem Wissen und Verstehen des Vertretungsgremiums sowohl auf der Sachebene als auch auf der Systemebene entscheidend abhängt.

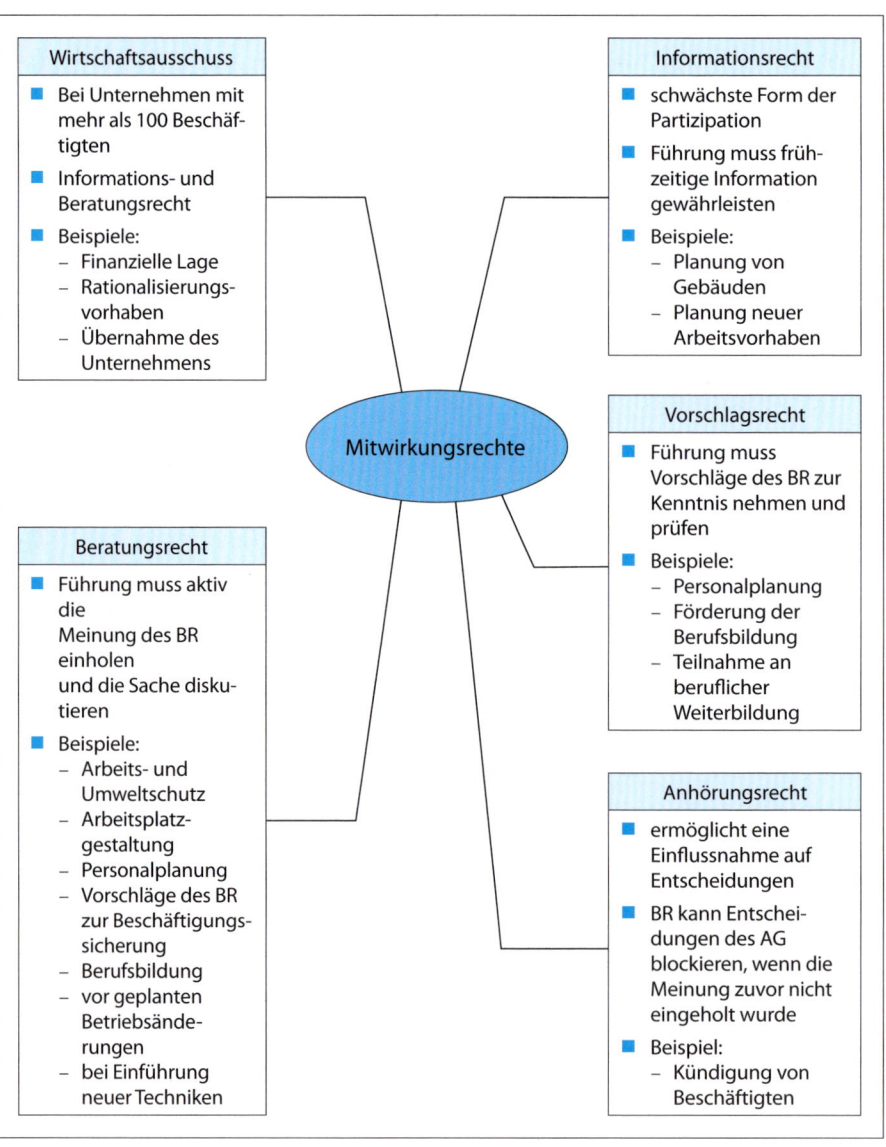

Abbildung 25: Mitwirkungsrechte des Betriebsrats in der Übersicht

Die Graduierung in der Mitbestimmung reicht von der vollen Mitbestimmung, die zwingend einen Konsens und damit eine gemeinsame Entscheidung einfordert, über das Zustimmungsverweigerungsrecht bis zum Widerspruchsrecht. In den beiden letzteren Fällen kann bei fehlendem Konsens eine Entscheidung durch das Arbeitsgericht herbeigeführt werden. Die volle Mitbestimmung, also die gemeinsame Entscheidung, kommt vor allen Dingen in sozialen Fragen und bei den Grundlagen zur Beurteilung und Auswahl von Mitarbeitern zum Tragen (vgl. Abbildung 26 für weitere Details).

Für die Vertretungsgremien gelten grundsätzlich alle bisher beschriebenen Aspekte zu Individuen und Gruppen gleichermaßen. Obwohl mit der Interessensvertretung anderer beauftragt, spielen die individuellen Dispositionen und Interessen der Vertreter genauso eine Rolle wie Gruppenprozesse und -interessen. Denn auch der Betriebsrat besteht in den meisten Fällen aus mehreren Personen und bildet eine Gruppe. Es ist also kein natürlich gegebener Vorgang, dass ein Betriebsrat auch tatsächlich die Interessen der real existierenden Beschäftigten im konkreten Betrieb vertritt. Vielmehr handelt es sich um eine Gemengelage aus eigenen Motiven und den mehr oder weniger exakt erkundeten bzw. bekannten Interessen der zu vertretenden Personen. So kann eine Arbeit im Vertretungsgremium dem Einzelnen eine persönliche Karriere und Arbeitsbedingungen eröffnen, die ihm auf der beruflichen Ebene nicht oder nur mit einer deutlich höheren Investition möglich wäre. Auch offene Rechnungen mit ehemaligen Vorgesetzen oder Kollegen lassen sich über diesen Weg geschmeidig begleichen. Die zum Teil deutlich differenzierteren Einblicke in die Grundlagen unternehmerischer Entscheidungen mögen das Gefühl eines „Schattenkabinetts" und damit verbundener Macht- und Geltungsbedürfnisse auslösen.

3 Grundlagen von Führung

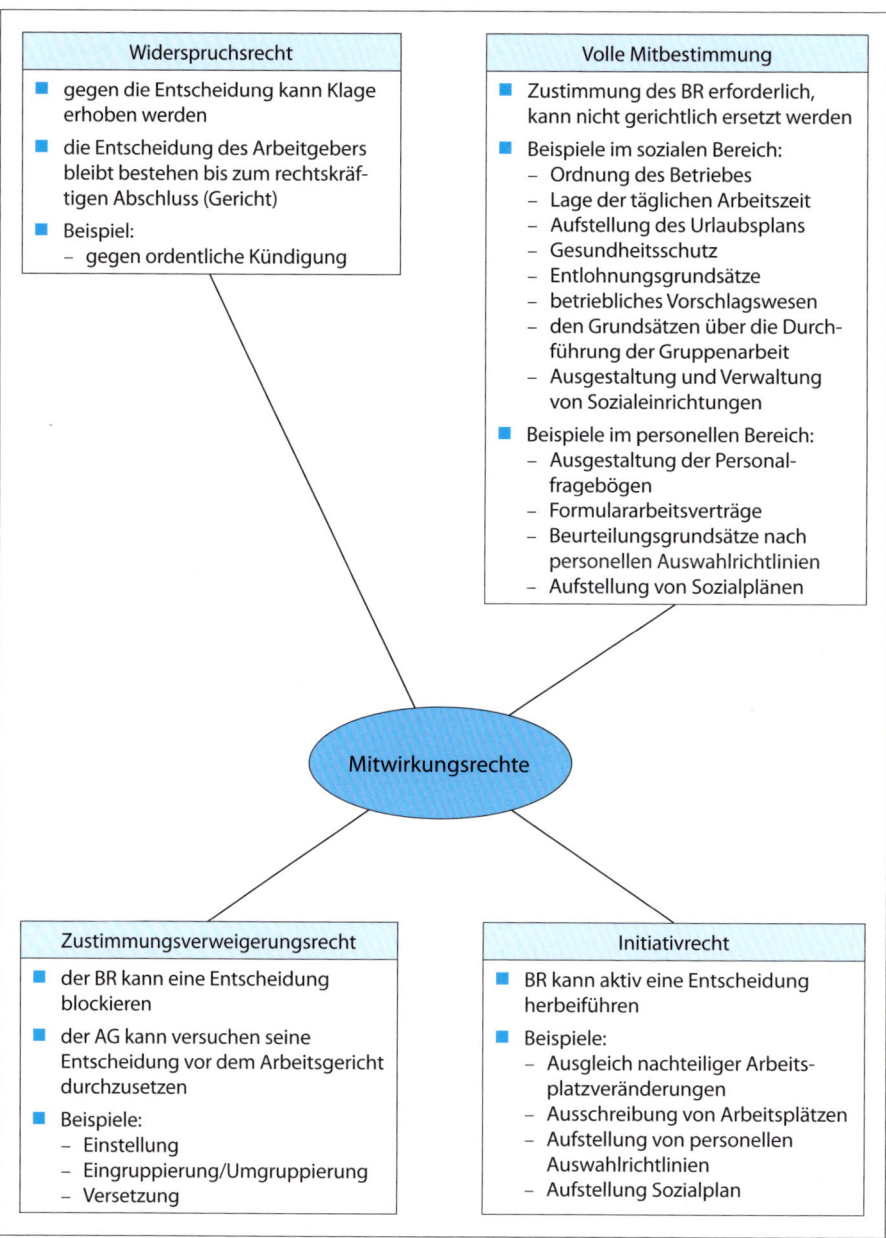

Widerspruchsrecht

- gegen die Entscheidung kann Klage erhoben werden
- die Entscheidung des Arbeitgebers bleibt bestehen bis zum rechtskräftigen Abschluss (Gericht)
- Beispiel:
  - gegen ordentliche Kündigung

Volle Mitbestimmung

- Zustimmung des BR erforderlich, kann nicht gerichtlich ersetzt werden
- Beispiele im sozialen Bereich:
  - Ordnung des Betriebes
  - Lage der täglichen Arbeitszeit
  - Aufstellung des Urlaubsplans
  - Gesundheitsschutz
  - Entlohnungsgrundsätze
  - betriebliches Vorschlagswesen
  - den Grundsätzen über die Durchführung der Gruppenarbeit
  - Ausgestaltung und Verwaltung von Sozialeinrichtungen
- Beispiele im personellen Bereich:
  - Ausgestaltung der Personalfragebögen
  - Formulararbeitsverträge
  - Beurteilungsgrundsätze nach personellen Auswahlrichtlinien
  - Aufstellung von Sozialplänen

Mitwirkungsrechte

Zustimmungsverweigerungsrecht

- der BR kann eine Entscheidung blockieren
- der AG kann versuchen seine Entscheidung vor dem Arbeitsgericht durchzusetzen
- Beispiele:
  - Einstellung
  - Eingruppierung/Umgruppierung
  - Versetzung

Initiativrecht

- BR kann aktiv eine Entscheidung herbeiführen
- Beispiele:
  - Ausgleich nachteiliger Arbeitsplatzveränderungen
  - Ausschreibung von Arbeitsplätzen
  - Aufstellung von personellen Auswahlrichtlinien
  - Aufstellung Sozialplan

Abbildung 26: Mitbestimmungsrechte des BR in der Übersicht

Auf der Ebene des Behindertenrechts wurde diesem Umstand dadurch Rechnung getragen, dass mit der UN-Behindertenrechtskonvention mehr direkte Partizipation und die stellvertretende Entscheidung als letztes aller Mittel normiert und für die Zukunft eingefordert wird. In der gesamtgesellschaftlichen Diskussion bekommen Bürgerentscheide, Direktwahlen und andere Formen der direkten Bürgerbeteiligung ein wachsendes Gewicht. Im Unternehmen lassen sich ebenfalls Formen der direkten Partizipation implementieren und erweitern.

Im Seniorenzentrum Musterheim ist die Arbeit der Mitarbeitervertretung bislang wenig im Alltag wahrgenommen worden. Einmal im Monat trifft sich die Einrichtungsleitung mit den fünf Betriebsratsmitgliedern. Im Pausenraum hängt eine Pinnwand mit Namen und Erreichbarkeit der Mitglieder sowie einer Kopie eines Gewerkschaftsposters vom letzten Jahr. Die Wahlbeteiligung bei den Betriebsratswahlen lag in den letzten Jahren bei 40 – 50 Prozent. Die Wahlergebnisse erscheinen vorhersehbar, da seit Jahren die gleichen Kollegen gewählt werden und es auch keine Anzeichen gibt, dass sich dies bald ändern wird. Das Leitungsteam überlegt daher, ob eine Stärkung der direkten Partizipation in der Einrichtung sinnvoll ist und möglicherweise auch zu einer Belebung der Betriebsratsarbeit führen kann. Im Zuge des zunehmenden Wettbewerbs um gute Mitarbeiter erscheint es den Führungskräften wichtig, unter anderem durch partizipative Arbeitsgestaltung die Entfaltungsspielräume für alle Beschäftigten zu fördern. Nicht zuletzt hat der Referent einer Schulung durch die Berufsgenossenschaft auf die Bedeutung der Partizipation im Kontext der betrieblichen Gesundheitsförderung hingewiesen.

Direkte Partizipation der Beschäftigten

Direkte Partizipation kann unterschiedliche Ebenen und Formen annehmen. So lassen sich mindestens drei Ebenen hinsichtlich des Umfangs unterscheiden. Die zu klärende Frage lautet: Bei welchen Entscheidungen sollen Mitarbeiter beteiligt werden? Soll es sich nur um Situationen handeln, die direkt den Arbeitsplatz betreffen oder ist eine Partizipation auch auf organisatorische Prozesse ausgerichtet? Die höchste Ebene kann eine Beteiligung der Mitarbeiter bei strategischen (langfristigen) Entscheidungen auf der Unternehmensebene vorsehen. Neben der Ebene lassen sich unterschiedliche Partizipationsformen implementieren. So können einzelne Mitarbeiter oder Mitarbeitergruppen eingebunden werden. Die Beteiligung kann formell durch Betriebsvereinbarungen oder Prozessbeschreibungen geregelt sein, kann aber auch informell durch „Flurgespräche" erfolgen. Darüber hinaus kann die Beteiligung im regulären Arbeitsablauf integriert sein oder parallel zur Tagesroutine in Qualitätszirkeln oder Projektgruppen organisiert sein. Schließlich können kontinuierliche von ereignisbezogenen Partizipationsformen unterschieden werden. Form und Umfang hängen im Wesentlichen von den Inhalten der Entscheidungssituation und der Ausgangssituation im Unternehmen ab. Es gibt hier nicht die eine richtige Lösung. Denn für eine gelingende Partizipation ist einerseits das Vorhandensein von Kompetenz im Unternehmen Voraussetzung und andererseits bedeutet Partizipation auch ein Mehr an Kommunikations- und Kooperationsarbeit, die immer mitgedacht werden muss. Partizipation muss als ein Prozess gesehen werden, der Kompetenz voraussetzt und einen Kompetenzzuwachs als Ergebnis hat (North, 2007), wie die folgende Abbildung veranschaulicht.

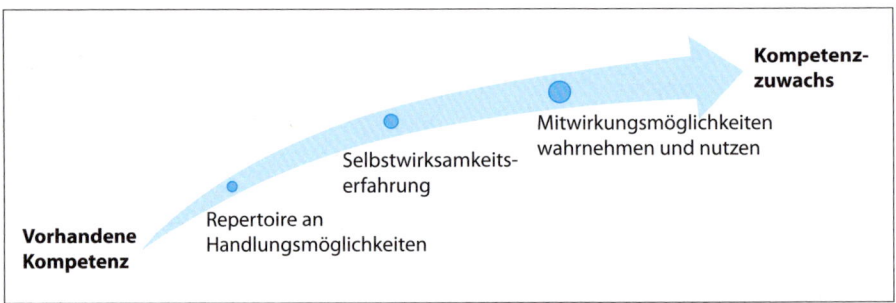

Abbildung 27: Kompetenzentwicklung im Partizipationsprozess

Sehen wir uns einmal unser Seniorenzentrum Musterheim an. Es wurden bereits einige Partizipationsoptionen formell geregelt und umgesetzt:

- Arbeitssicherheitsausschuss
  Die Gruppe ist nicht im Arbeitsablauf integriert und formell geregelt. Sie ist dauerhaft eingerichtet und bearbeitet sowohl Themenfelder, die den Arbeitsplatz als auch die Organisation betreffen. Mitarbeiter werden indirekt über zwei Vertreter des Betriebsrats beteiligt.

- Qualitätszirkel
  Diese Gruppe ist ebenfalls formell organisiert und nicht im Arbeitsalltag integriert. Auch sie ist dauerhaft eingerichtet und sieht die direkte Beteiligung von Mitarbeitern zur Arbeitsgestaltung vor.

- Projektgruppe Arbeitskleidung
  Diese formell organisierte Gruppe fand parallel zum Arbeitsablauf ereignisbezogen zu einem konkreten Thema der Arbeitsgestaltung statt. Es wurden sowohl indirekte als auch direkte Partizipationsformen eingesetzt.

- Gruppenarbeit Kontinenzförderung
  Diese formell organisierte Gruppe ist in den Arbeitsablauf integriert. Sie ist dauerhaft angelegt und beteiligt die Mitarbeiter direkt in einem Themenfeld der Arbeitsgestaltung. Diese Arbeitsgruppe ist mit einem bis zur Auto-

nomie reichenden Partizipationsgrad ausgestattet und kann als teilautonome Arbeitsgruppe bezeichnet werden.

- **Leitungsteam**
  Das Leitungsteam ist eine formell geregelte Gruppe, die auf Dauer angelegt ist und direkt alle Führungskräfte an organisatorischen und konzeptionellen Arbeiten der anderen Ressorts mit einem Beratungsrecht beteiligt.

- **Feste und Veranstaltungen sowie Musikprojekt**
  Ehrenamtliche Mitarbeiter werden individuell direkt an Entscheidungen zur Terminierung und Gestaltung von Festen und Veranstaltungen beteiligt. Für die Dauer ihres Einsatzes kann eine Mitarbeiterin ein Projekt im Rahmen ihres normalen Arbeitsablaufs realisieren.

Es fällt auf, dass der ganz normale Alltag und die damit auftretenden Entscheidungssituationen in dieser Aufzählung fehlen. Alltägliche und für die Mitarbeiter sehr wichtige Entscheidungen betreffen zum Beispiel die Dienst- und Einsatzplanung. Becker & Prümper (2011) kamen in einer Studie zu dem Ergebnis, das eine direkte Beteiligung der Pflegemitarbeiter an der Dienstplangestaltung eine Verbesserung der Arbeitsfähigkeit mit sich bringt. Der Studie folgend ist die Möglichkeit den Dienstplan selbst mitzugestalten besonders für Mitarbeiter mit über 30 Stunden wöchentlicher Arbeitszeit von Bedeutung, um die Arbeitsfähigkeit zu erhalten.

Das Leitungsteam überlegt nun, ob eine stärkere Beteiligung der Mitarbeiter an der Dienstplangestaltung ein Lösungsweg für die Probleme in der Wohngruppe 1 sein könnte. Wir erinnern uns, dort gibt es seit einiger Zeit Probleme mit der Bewältigung der Arbeitsaufgaben im Spätdienst. Gemeinsam mit der Mitarbeitervertretung soll deshalb eine Teamsitzung mit den Kollegen der Wohngruppe 1 durchgeführt werden. Ziel der Teamsitzung ist es, die Idee vorzustellen und die Mitarbeiter zu befragen, ob sie sich das vorstellen können und wollen. Sollte sich das Team dafür entscheiden, aktiv an der Dienstplangestaltung mitzuwirken, sollen die nächsten Schritte vereinbart werden. Für die Entwicklung, Erprobung und Einführung würde sich eine Projektorganisation anbieten. Sollte sich dieses Projekt erfolgreich zeigen, könnte die direkte Partizipation auf alle Wohngruppen übertragen und im Alltag verankert werden.

Ein weiteres wichtiges Themenfeld neben dem Dienstplan sind die täglichen Pflege- und Betreuungsleistungen, also die normale tägliche Arbeit. Die Mitarbeiter müssen ständig unter Zeitdruck Entscheidungen treffen. Gehe ich erst zu der Klingel oder versorge ich Bewohner A zu Ende? Konzentriere ich mich auf das Sturzrisiko von Bewohner B oder verdient das Obstipationsrisiko von

Bewohner C jetzt mehr Aufmerksamkeit? Am Ende jedes Tages steht dann die Frage: Habe ich alles richtig gemacht? Habe ich etwas Wichtiges übersehen oder vergessen? Habe ich die richtigen Entscheidungen getroffen und Maßnahmen durchgeführt? Hier ist die direkte Partizipation von der Führung ausgehend gefragt, d. h. die Präsenz der Führungskraft im pflegerischen Alltag, gerne auch als „Prozessnähe" bezeichnet. Beteiligung an Entscheidungen ist keine Einbahnstraße, in denen alleine die Führung von den Ideen und dem Wissen der Beschäftigten im Kontext von Veränderungen und Konzeptentwicklungen profitiert. Im Gegenzug müssen die Mitarbeiter auch von den Ideen und dem Wissen der Führungskräfte bei ihren täglichen Entscheidungssituationen in der Pflege und Betreuung ihrer Bewohner profitieren können, damit eine wirkliche Zusammenarbeit entsteht und alle einen Kompetenzzuwachs erzielen können.

In unserem Seniorenzentrum Musterheim haben sich die Führungskräfte bislang im Wesentlichen an ihren Schreibtischen aufgehalten. Mitarbeiter können sie dort aufsuchen, wenn sie ein Anliegen haben. Auf den Wohnbereichen sind die Führungskräfte nur zu sehen, wenn es Probleme gibt, wie zum Beispiel eine Angehörigenbeschwerde oder ein neuer Mitarbeiter bzw. neuer Bewohner auf den Bereich begleitet wird. Das Leitungsteam überlegt nun, wie es denn mehr „Präsenz" zeigen und die Mitarbeiter unterstützen kann. Nach einigen Diskussionen und Abstimmungen mit der Mitarbeitervertretung kommt es zu der in Abbildung 28 dargestellten Vereinbarung.

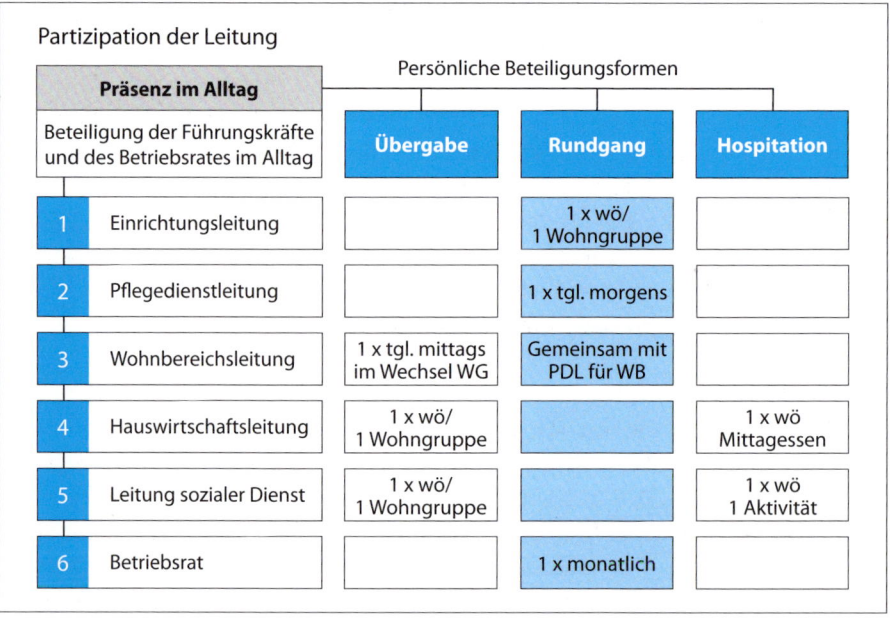

Partizipation der Leitung			
Präsenz im Alltag	Persönliche Beteiligungsformen		
Beteiligung der Führungskräfte und des Betriebsrates im Alltag	**Übergabe**	**Rundgang**	**Hospitation**
1 Einrichtungsleitung		1 x wö/ 1 Wohngruppe	
2 Pflegedienstleitung		1 x tgl. morgens	
3 Wohnbereichsleitung	1 x tgl. mittags im Wechsel WG	Gemeinsam mit PDL für WB	
4 Hauswirtschaftsleitung	1 x wö/ 1 Wohngruppe		1 x wö Mittagessen
5 Leitung sozialer Dienst	1 x wö/ 1 Wohngruppe		1 x wö 1 Aktivität
6 Betriebsrat		1 x monatlich	

Abbildung 28: Partizipation durch Präsenz

Ein wesentliches Element stellt der Rundgang dar, angelehnt an die Führungs-technik „management by wandering around". Die Führungskraft besucht mit wachen Sinnen und einer hohen Kontakt- und Gesprächsbereitschaft die Wohn-gruppen. Sie nimmt die Atmosphäre auf dem Bereich und die Stimmung einzel-ner Mitarbeiter und Bewohner wahr. Sie ist offen für informelle Flurgespräche und Kontakte. Inhaltlich konzentriert sich die Einrichtungsleitung auf Gebäude-zustand, Sauberkeit und Erscheinungsbild der Wohngruppen. Die Pflegedienst-leitung und die Wohnbereichsleitung fokussieren auf den Austausch mit Bewoh-nern und Mitarbeitern zu Rückmeldungen und Problemen in der Pflege und Betreuung. Sie beraten mit Mitarbeitern Maßnahmen im Umgang mit akuten Zustandsveränderungen oder kritischen Situationen und überzeugen sich bei Bedarf persönlich von dem Zustand eines Bewohners. Der Betriebsrat fokus-siert insbesondere auf Fragen des Arbeitsschutzes, individueller Belastungssitu-ationen und Unzufriedenheit. Die Erkenntnisse können dann in die monatlichen Besprechungen mit der Einrichtungsleitung einfließen. Die Hauswirtschaftslei-tung und die Leitung sozialer Dienst greifen eine Anregung aus dem Modell-projekt DemOS – Demenz – Organisation - Selbstpflege (2012) auf. Sie richten sich jeweils einen Hospitationstag in der Woche ein, an dem sie sich an einem Mittagessen oder einer Betreuungsaktivität beteiligen. An diesem Tag nehmen sie auch an der Übergabe der Wohngruppe teil, um ihre Wahrnehmungen und Erfahrungen aus der Hospitation mit den Mitarbeitern austauschen und reflek-tieren zu können. Die Wohnbereichsleitungen sind grundsätzlich bei den mittäg-lichen Übergaben anwesend. Es ermöglicht ihnen Informationen und Ergebnisse aus den morgendlichen Rundgängen mit den Kollegen zu beraten und dabei die Kollegen aus dem Spätdienst einzubinden.

Wie eingangs in diesem Kapitel bereits erwähnt, bedeutet Partizipation, die Beteiligung an und Einflussnahme auf Entscheidungen, die andere treffen. Der oberste auf dem Partizipationskontinuum abgebildete Ausprägungsgrad - die Autonomie – bildet die Schnittstelle zur Delegation. So wurde die Arbeitsgruppe Kontinenzförderung mit weitgehenden Entscheidungsrechten ausgestattet. In dem Moment, wo diese Rechte, Aufgaben und Kompetenzen den Stellen über-tragen werden, sprechen wir von Delegation.

Delegation
Bei der Delegation handelt es sich also um eine Übertragung von Zuständig-keiten und Handlungskompetenzen von einer Instanz an eine untergeordnete Stelle. Sie dient der Entlastung der Führungskraft und der Personalentwicklung der Mitarbeiter. Die Führungskraft hat die Aufgabe, die Ergebnisse der dele-gierten Aufgaben zu kontrollieren. In der Pflege sind wir mit dem Prinzip der Delegation sehr vertraut, wenn wir uns das Arbeitsfeld der Behandlungspflege ansehen. Der Arzt delegiert den Verbandwechsel an die Pflegekraft. Dazu gibt er

ihr die erforderlichen Informationen und Materialien, die sie zur Durchführung des Verbandwechsels benötigt. Vor der Delegation muss er sicherstellen, dass die Pflegekraft über die entsprechende Kompetenz zur Ausübung der delegierten Aufgabe verfügt. In seinen Visiten kontrolliert er die Wundheilung und damit das Ergebnis der delegierten Aufgabe. Im Einzelfall legt er Ausnahmefälle fest, bei denen die Pflegekraft den Arzt informieren muss.

Damit Delegation nicht zu einem „Verschiebebahnhof" lästiger Aufgaben, sondern zu einem wirkungsvollen Führungsprinzip wird, ist es wichtig genau zu überlegen, was an wen delegiert werden soll und die Delegation kongruent (Aufgabe, Kompetenz und Verantwortung) durchzuführen. Genauso wichtig ist es, dass sich dann alle Beteiligten daran halten, heißt dass die Führungskraft sich aus diesen Aufgaben heraushält und gleichzeitig aber auch eine Rückdelegation durch den Mitarbeiter konsequent ablehnt.

Im Seniorenzentrum Musterheim wurde die Partizipation, d.h. die Mitbestimmung der Mitarbeiter an der Dienstplangestaltung, angedacht. Zur Vorbereitung kann es sinnvoll sein, die Zuständigkeiten für den Dienstplan näher zu betrachten, zu klären und neu zu ordnen. Bisher sind sowohl die Pflegedienstleitung als auch die Wohnbereichsleitungen nahezu täglich mit dem Dienstplan beschäftigt. Möglich wäre also eine Delegation der Dienst- und Einsatzplanung an die beiden Wohnbereichsleitungen. Möglich wäre auch eine Delegation der Dienst- und Einsatzplanung an vier Mitarbeiter der Wohngruppen. Im Rahmen der Delegation sind die Rahmenbedingungen und Befugnisse für die Aufgabenerledigung zu klären. Es sollte auch festgelegt werden, welche Ausnahmefälle von der Übertragung ausgeschlossen sind, also wann die Wohnbereichsleitung bzw. die PDL zu informieren ist. Darüber hinaus ist zu überlegen, welche Informationen und Kompetenzen die Menschen benötigen, die diese Aufgabe nun übernehmen sollen. Ferner sollten dann die Partizipationsmöglichkeiten anderer an den Entscheidungen der Dienstplanverantwortlichen geregelt werden. Ist die Aufgabe dann delegiert, liegt sie in der Verantwortung der benannten Personen auch dann, wenn sich die Aufgabe als schwierig gestaltet, denn die Problemlösung ist Gegenstand der Aufgabe sonst wäre es keine Delegation. Das gleiche Prinzip gilt für die im Musterheim angedachte Stelle des Wundmanagers. Auch hier handelt es sich um eine Delegation, die entsprechend geregelt werden muss. In einer stationären Einrichtung bieten sich vielfältige Möglichkeiten Delegation im Rahmen der Personalentwicklung einzusetzen und damit nicht nur die Führungskräfte von der Aufgabenfülle zu entlasten, sondern Hierarchien abzuflachen und Mitarbeitern eine individuelle Förderung und Laufbahnplanung zu ermöglichen. Hygienebeauftragte, Sicherheitsbeauftragte und Praxisanleiter sind typische Beispiele. Daneben sind weiter aber auch Pflegestufenmanager, Pflegeberater, Pflegeprozessmanager, Prozessmanager für Alltagsgestaltung, Ernährungsmanager, Prozessmanager Mobilität, Arzneimittelbeauftragte denkbar. Im Ergebnis entsteht eine Matrixorganisation, die vielen Beschäftigten Handlungs- und Entfaltungsspielräume eröffnet. Die Herausforderung für die Führungskräfte liegt insbesondere in der Gestaltung der Delegation und Partizipation einerseits und der Informations- Kommunikations- und Kooperationssteuerung andererseits. Nicht zuletzt bedeutet es auch für Führungskräfte ihre Kompetenzen in der Anleitung und Begleitung von Mitarbeitern und in der Entwicklung einer Lernkultur im Unternehmen zu vertiefen. Dazu gehört insbesondere die Bereitschaft Lernen und damit Fehler grundsätzlich zuzulassen (und auszuhalten) und Freude an den Lernerfolgen anderer zu empfinden.

Kooperation

Kooperation im betriebswirtschaftlichen Sinne meint die Zusammenarbeit mit externen Dienstleistern. Jede Pflegeeinrichtung hat zum Beispiel Kooperationsverträge mit Apotheken abgeschlossen. Daneben gibt es viele Kooperationen, die nicht explizit vertraglich geregelt sind, zum Beispiel mit Ärzten, Berufsbetreuern, Therapeuten, Podologen, Sanitätshäusern. Grundsätzlich muss sich jede Führungskraft darüber im Klaren sein, dass diese externen Dienstleister auch Multiplikatoren und zum Teil Meinungsführer darstellen. Nicht das Gebäude, sondern die Begegnung im Haus prägt das Bild und liefert die Visitenkarte, die der Externe mitnimmt und kommuniziert. Zum anderen fließen die Leistungen der externen Dienstleister in den eigenen Leistungsprozess und beeinflussen das Ergebnis der eigenen Dienstleistung. Im Qualitätsmanagement spricht man hier auch von Lieferantenmanagement. Die Zusammenarbeit mit externen Anbietern muss also mit genauso viel Aufmerksamkeit erfolgen wie mit angestellten Beschäftigten. Auch hier bedarf es einer wertschätzenden Beziehungsgestaltung auf Augenhöhe, die eine Berücksichtigung und einen Ausgleich der Interessen aller Beteiligten beinhaltet.

Nehmen wir beispielhaft einmal die Zusammenarbeit mit den Ärzten unter die Lupe. Grundsätzlich hat der Bewohner freie Arztwahl. Gleichzeitig wird vom Gesetzgeber mit dem Pflegeneuausrichtungsgesetz (2012) eine Kooperationsvereinbarung zwischen niedergelassenen Ärzten und Pflegeeinrichtung angestrebt. Es gibt inzwischen dazu einige Entwürfe und Abschlüsse (z. B. in Bayern oder Westfalen-Lippe). Uns interessieren als Führungskraft aber vor allen Dingen die grundsätzlichen Fragen und Herangehensweisen.

Frage 1: Auswahl des Dienstleisters. Auch wenn der Bewohner den Arzt selbst auswählt, benötigt er häufig eine Beratung, da der vertraute Hausarzt möglicherweise nicht mehr verfügbar ist oder neu ein Facharzt hinzugezogen werden muss. Wie erfolgt die Beratung und welche Dienstleister können empfohlen werden? Gibt es definierte Kriterien für die fachliche Qualität und die Qualität der

Zusammenarbeit (Kooperations- und Kommunikationsverhalten)? Wie wurden diese erarbeitet und durch welche Fakten werden sie untermauert? Werden Ereignisse (positiv wie negativ) erfasst und ausgewertet?

Frage 2: Prozessregelungen. Insbesondere mit Blick auf die Ärzte ist es nicht selten, dass eine Pflegeeinrichtung mit mehr als 20 – 50 Ärzten zusammenarbeitet. Wie sind die Abläufe geklärt? Gibt es für die Mitarbeiter eine Art Wikipedia über die Ärzte und ihre Besonderheiten? Ist es möglich, mit allen die Einrichtung besuchenden Ärzte einige gemeinsame Grundregeln zu vereinbaren, um eine gewisse Standardisierung und Zeiteffizienz für alle Beteiligten zu erzielen? Sind die Zuständigkeiten im Haus und die Informations- und Kommunikationswege geklärt? Wurden dabei die organisatorischen Anforderungen aus Sicht der Dienstleister und aus Sicht der Einrichtung gleichermaßen berücksichtigt und mit Blick auf Effizienz, Flexibilität und Stabilität optimiert?

Frage 3: Beziehung. Neben der Sachebene gibt es auch in der Zusammenarbeit mit Dienstleistern eine Beziehungsebene. Wie wird diese positiv gestaltet? Gibt es definierte Verhaltensregeln oder Rituale (z. B. das Anbieten eines Sitzplatzes oder eines Getränks bei einer Visite) Gibt es einen regelmäßigen Austausch und eine Reflexion? Auf welchen Ebenen? Gibt es gemeinsame Aktivitäten oder Einladungen z. B. zum Sommerfest? Wie wird mit Konfliktsituationen umgegangen? Gibt es ein aktives Beschwerdemanagement?

Frage 4: Information und Kontakt. Der Arzt kennt sich vor allen Dingen mit seinen Geschäftsprozessen aus, die Pflegeeinrichtung mit ihren. Die Kenntnisse über das Geschäftsfeld des jeweils anderen sind oft sehr begrenzt. Nicht selten ist diese Informationslücke der Auslöser für Missverständnisse und Konflikte. Wie wird der Dienstleister über Neuerungen bzw. Anforderungen und die Aktivitäten der Pflegeeinrichtung informiert? Wie erhält die Einrichtung Informationen über relevante Änderungen auf Seiten des Dienstleisters? Wie und von wem wird ein Kontakt/Informationsaustausch gehalten? Wie gelangen relevante Informationen zu allen Mitarbeitern im Haus. Wie werden neue Dienstleister vorgestellt und im Haus bekannt gemacht?

Wir sehen, es gibt deutlich mehr als gemeinsame Fallbesprechungen oder Schulungen und Ansprechpartner in einer Kooperation zu steuern. Und letztlich trifft auch auf die externen Dienstleister alles das zu, was wir bereits in diesem Buch besprochen haben. Es sind Menschen mit Bedürfnissen und Interessen, die uns individuell oder als Team begegnen und von uns unter Beachtung der besonderen Situation (nicht angestellt) geführt, d. h. wahrgenommen, anerkannt und beteiligt werden wollen, damit sie bei uns eine sinnstiftende und gute Arbeit machen können.

Im Kapitel 3.3 haben wir uns mit der Frage beschäftigt, wie wir Aufgaben, Verantwortung und Kompetenzen in der Zusammenarbeit gestalten und teilen können. Im Rahmen der Partizipation ging es darum, Bewohner und Mitarbeiter an Entscheidungen zu beteiligen. Darüber hinaus wurde eine Option aufgezeigt, wie Führungskräfte an Entscheidungen der Mitarbeiter im Versorgungsprozess partizipieren können. Im Rahmen der Delegation werden Aufgaben und Kompetenzen übertragen, die Kooperation schließlich beschreibt die Zusammenarbeit mit externen am Versorgungsprozess beteiligten Personen und Berufsgruppen. Bevor wir abschließend im folgenden Kapitel 3.4 einen Blick auf den aktuellen Stand der Führungsforschung werfen und der Frage nachgehen, welche Ideen uns die Führungsforschung mit auf den Weg geben kann, habe ich noch ein paar Hausaufgaben für Sie.

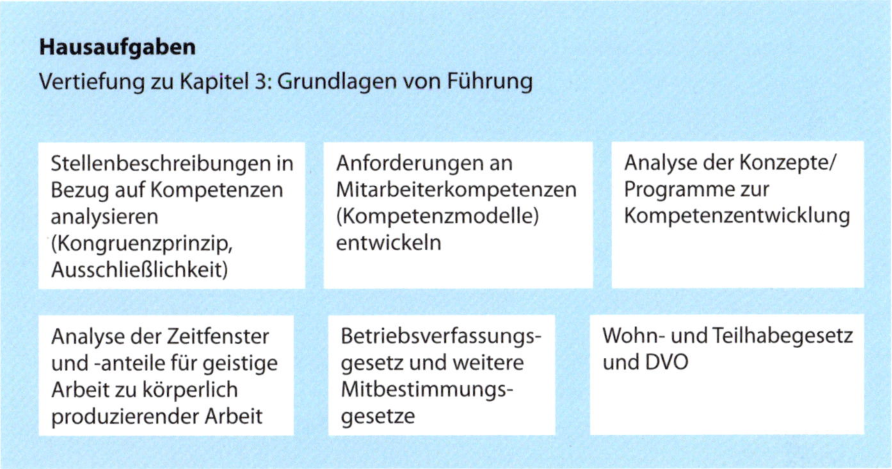

Hausaufgaben

Vertiefung zu Kapitel 3: Grundlagen von Führung

Stellenbeschreibungen in Bezug auf Kompetenzen analysieren (Kongruenzprinzip, Ausschließlichkeit)	Anforderungen an Mitarbeiterkompetenzen (Kompetenzmodelle) entwickeln	Analyse der Konzepte/ Programme zur Kompetenzentwicklung
Analyse der Zeitfenster und -anteile für geistige Arbeit zu körperlich produzierender Arbeit	Betriebsverfassungsgesetz und weitere Mitbestimmungsgesetze	Wohn- und Teilhabegesetz und DVO

Abbildung 29: Vertiefungsaufgaben zu Kapitel 3

3.4 Führungsforschung

Schon seit Beginn des letzten Jahrhunderts beschäftigt sich die Führungsforschung mit der Frage, ob eine Führungskraft bestimmte persönliche Eigenschaften besitzen muss, um erfolgreich zu sein. Es wurden sogenannte Eigenschaftstheorien entwickelt und zahlreiche Studien zu Persönlichkeitsmerkmalen von Führungskräften durchgeführt. So ist es empirisch belegt, dass Merkmale wie Extraversion und Gewissenhaftigkeit Einfluss nehmen auf den Führungserfolg. Weniger intensiv erforscht wurde bislang das Zusammenspiel zwischen den Eigenschaften der Führungskraft und den Eigenschaften der von ihr geführten Mitarbeiter. Es besteht heute jedoch kein Zweifel mehr daran, dass sich beide wechselseitig beeinflussen und das Verhalten des jeweils anderen mitbestimmen. Darüber hinaus stellt die jeweilige Situation einen Einflussfaktor mit Auswirkungen auf die Führungsprozesse und den Führungserfolg dar. Die gleichen Eigenschaften einer Führungsperson können sich demnach je nach Situation und Mitarbeiter ganz anders auswirken (Wegge & von Rosenstiel, 2007).

Neben den persönlichen Eigenschaften hat die Wissenschaft sich auch über Jahrzehnte mit erfolgreichem Führungsverhalten und Führungsstilen beschäftigt. Ein Führungsstil ist das langfristig stabile Verhaltensmuster eines Vorgesetzten gegenüber seinen Mitarbeitern bei der Ausübung seiner Leitungsaufgaben. Weit verbreitet ist die Unterscheidung in autoritären und kooperativen Führungsstil nach Tannenbaum/Schmidt. Zunächst war man also von dem Gedanken ausgegangen, dass es konstante Verhaltensweisen und Führungsstile gibt. Dies hat sich jedoch als Irrtum herausgestellt und ist heute widerlegt. Es gibt kein einheitliches Führungsverhalten. Vorgesetzte verhalten sich gegenüber einzelnen Mitarbeitern unterschiedlich. Zudem fehlt es an wissenschaftlichen Belegen zur generellen Überlegenheit eines bestimmten Führungsverhaltens hinsichtlich der Erfolgswirksamkeit. Völlig überholt sind auch die darauf aufbauenden Vorstellungen und Modelle von mehrdimensionalen Verhaltensgittern wie die Kontingenztheorie von Fiedler, das Reifegradmodell der Führung von Hersey & Blanchard oder der dreidimensionale Verhaltensansatz von Reddin. In diesen Führungsmodellen wurde das Führungsverhalten in die zwei Aspekte der Aufgaben- und der Mitarbeiterorientierung unterschieden. Hinzu kam dann die dritte Dimension „Situation" und schließlich bei Reddin das Kriterium der „Effektivität". Anhand dieser Parameter wurden für bestimmte Situationen Führungsstile definiert, die als mehr oder weniger erfolgreich eingestuft wurden. Die Führungskraft erhielt damit eine Art Kochrezept, wie sie sich wann verhalten sollte, um erfolgreich zu sein. Diese gedanklichen Ansätze haben sich wissenschaftlich nicht bestätigen lassen. Obwohl in der Praxis häufig noch diskutiert sind sie sowohl aus Sicht der betriebswirtschaftlichen als auch der organisationspsychologischen Disziplin allenfalls noch unter historischen Aspekten von Interesse (vgl. Wegge & von Rosenstiel, 2007 und Blessin & Wick, 2014).

Ausgehend von dem Gedanken, dass es kein allgemeingültiges, generelles Verhalten einer Führungskraft gibt, wählte der Psychologe George B. Graen die Interaktion zwischen Führungskraft und Geführtem als Ausgangspunkt seiner Überlegungen.

Führungstheorie nach Graen

Graen hat seine Theorie beginnend 1975 über zwanzig Jahre weiterentwickelt und dabei immer wieder die Begrifflichkeiten geändert. Heute ist die am häufigsten zu findende Bezeichnung „Leader-Member-Exchange-Theorie" oder kurz „LMX-Theorie". Graen erkennt in seiner Theorie an, dass es bei Führungskräften und Geführten nicht um abstrakte Positionen und Stelleninhaber geht, sondern um konkrete individuelle Menschen, die sich im Unternehmen begegnen. Damit wird auch deutlich, dass eine Führungskraft nicht einer anonymen Mitarbeiterschaft gegenüber steht, sondern im Alltag immer mit einzelnen Menschen zu tun hat, mit der sie jeweils eine Zweierbeziehung eingeht (Dyade). Man spricht deshalb auch von einer Dyadentheorie oder einer dyadischen Führung („Vertical Dyad Linkage"). Damit wird erstmals die Interaktion als zentraler Bestandteil von Führung in den Fokus gerückt und auch die Bedeutung des Geführten für den Führungsprozess mit in den Blick genommen. Während die Eigenschafts-, Verhaltens- und Situationstheorien sich nur um die Führungskraft als den maßgeblichen Faktor kümmerten, erweitert Graen das Bild von Führung um die Perspektive „Führung von unten" und die Wechselseitigkeit im Führungsprozess. Dabei entstehen zwischen dem Vorgesetzten und jedem Mitarbeiter separate Austauschbeziehungen, deren Qualität sich auf das Verhalten des Vorgesetzten auswirkt und Einfluss auf einzelne Gruppen und die gesamte Organisation nimmt. Graen geht davon aus, dass eine Führungskraft auf die Besonderheiten der einzelnen Mitarbeiter eingehen muss, um eine qualitativ hochwertige Beziehung entwickeln zu können (vgl. Blessin & Wick, Zusatzdokument Nr. 20, 2014).

Für die Erklärung der Beziehungsgestaltung wird ein rollentheoretischer Ansatz herangezogen, der drei Entwicklungsphasen beschreibt: die Rollenübernahme (role taking), die Rollenbildung (role making) und die Rollenstabilisierung (role stabilising). Unter Rollenübernahme versteht man, dass der Betroffene die an seine Position geknüpften Erwartungen annimmt und übernimmt. Die Rollenbildung beschreibt die aktive Arbeit des Betroffenen, die Erwartungen an seine Position mit eigenen Vorstellungen zu füllen. Zu Beginn (1. Phase) sind sich Führungskraft und Mitarbeiter fremd. Jeder handelt in dem Rahmen, der ihm von der Organisation zugewiesenen wurde (Rollenübernahme). Mit dem weiteren Kennenlernen kann es nun zu einer Weiterentwicklung der Beziehung (2. Phase) kommen, indem man die eigene Rolle innerhalb der Beziehung austestet, neben den eigenen auch gemeinsame Interessen verfolgt und gegenseitiges Vertrauen, Loyalität und Respekt entsteht (Rollenbildung) In der 3. Phase sind die

3 Grundlagen von Führung

Rollen geklärt und die Beziehung wird zu einer Partnerschaft, in der sich beide aufeinander verlassen können und gemeinsame Interessen verfolgen (Rollenstabilisierung). Die Austauschbeziehung zwischen der Führungskraft und dem Mitarbeiter ist also eine ausgehandelte Vereinbarung, darüber wie man miteinander umgehen will. Der Beziehungsaufbau der Führungskraft entwickelt sich allerdings nicht mit jedem Mitarbeiter gleich intensiv. Deshalb unterscheidet Graen zwei Arten von Austauschbeziehungen:

- In-Group. Hierunter wird eine qualitativ hochwertige Beziehung verstanden, die alle 3 Phasen der Entwicklung durchlaufen hat. Mitarbeiter in der In-Group zeigen sich engagiert und loyal. Der Umgang ist vertrauensvoll und durch gegenseitige Zuwendung und Unterstützung gekennzeichnet. Es bestehen große Spielräume, die eigene Rolle zu gestalten, Verantwortung zu übernehmen und Entscheidungsspielraum zu nutzen.

- Out-Group. Hierunter werden die qualitativ schwachen Beziehungen verstanden, die in der 1. Entwicklungsphase stagnieren. Die Mitarbeiter erhalten weniger Verantwortung und Handlungsspielraum und werden eher für Routineaufgaben eingesetzt. Der Umgang ist eher formal und distanziert, sich auf die hierarchischen Positionen zurückziehend. Die Rollenübernahme steht im Vordergrund.

Graen postuliert, dass die qualitativ hochwertigen Zweierbeziehungen (Dyaden) über ihre Gesamtheit eine Entwicklung zum „reifen Team" ermöglichen und die ganze Organisation von der Qualität der Beziehungen profitiert. Ziel der Führungskraft sollte es daher sein, ein möglichst enges Netzwerk aus qualitativ hochwertigen Beziehungen aufzubauen (vgl. Graen & Uhl-Bien, 1995).

Zur Überprüfung und Messung der Theorie liegt eine Skala mit sieben Items vor (vgl. Schyns & Paul, 2014). Empirische Untersuchungen belegen eine höhere Arbeitszufriedenheit und Organisationsbindung der Mitarbeiter einhergehend mit einer Abnahme der Mitarbeiterfluktuation. Auch die subjektive Leistungsbeurteilung aus Sicht der Vorgesetzten und der Mitarbeiter bestätigen die Annahmen der Theorie. Nicht nachgewiesen werden konnte bislang, dass diese qualitativ hochwertige Beziehung zwischen Vorgesetztem und Mitarbeiter auch zu einer objektiv messbaren Leistungsverbesserung führt (Wegge & von Rosenstiel, 2007).

Ich weiß nicht, wie es Ihnen lieber Leser, liebe Leserin geht? Aber ich halte diese Theorie für sehr hilfreich, wenn es darum geht, den praktischen Führungsalltag in der Pflege zu reflektieren. Gerade vor dem Hintergrund des Fachkräftemangels und den Veröffentlichungen zu überdurchschnittlichen Krankheits- und

Fluktuationsraten in der Pflege scheint mir diese Theorie einen Ansatzpunkt für Lösungswege zu bieten.

Zeit zum Nachdenken

Hier 3 Fragen aus der oben angeführten Skala zum Messen qualitativ hochwertiger Beziehungen (vgl. Schyns & Paul, 2014 und Wegge & von Rosenstiel 2007). Wie würden Ihre Mitarbeiter antworten? Wie würden Sie antworten?

1. Wissen Sie im Allgemeinen, wie Ihr Vorgesetzter Sie einschätzt?
2. Wie gut versteht Ihr Vorgesetzter Ihre beruflichen Probleme und Bedürfnisse?
3. Ich habe so viel Vertrauen in meinen Vorgesetzten, dass ich seine Position auch dann vertrete, wenn er mal nicht da ist.

Während Graen in seiner Forschung die Austauschbeziehung zwischen Führungskraft und Mitarbeiter als Ansatzpunkt zum Verständnis von Führung gewählt hat, entwickelten Latham & Locke ihre Führungstheorie ausgehend von den Fragen nach Arbeitszufriedenheit und Arbeitsmotivation. Die von ihnen 1968 ursprünglich aufgestellte und über die letzten 30 Jahre weiterentwickelte Zielsetzungstheorie ist in der Praxis weit verbreitet und durch empirische Untersuchungsbefunde gut gestützt (vgl. Wegge & von Rosenstiel, 2007).

Zielsetzungstheorie nach Locke & Latham

Locke & Latham konstatieren in ihrer Theorie, dass Ziele und Rückmeldungen zur Zielerreichung das Leistungshandeln des Menschen positiv beeinflussen können. Damit Ziele zu besseren Leistungen führen und motivierend wirken, sollten sie

- Präzise und messbar formuliert sein (SMART).
- Schwierig und herausfordernd, aber auch erreichbar gesteckt sein.
- Mit nachvollziehbaren Begründungen vorgegeben oder besser noch gemeinsam vereinbart bzw. entwickelt worden sein.
- Eine hohe Akzeptanz und Zielbindung (commitment) entfalten, d.h. das Ziel bzw. die Aufgabenstellung muss für den Betroffenen bedeutsam sein. Die Mitsprache des Mitarbeiters bei der Zielfestlegung erhöht die Zielbindung und damit die Anstrengungen, das Ziel erreichen zu wollen.

Rückmeldungen (Feedback) erhöhen die Wirksamkeit von Zielen. Dazu sollten sie spezifische Informationen über den Zielerreichungsgrad beinhalten und aufzeigen, inwieweit die erbrachte Leistung den Anforderungen entspricht. Des Weiteren können konkrete Anregungen zur Verbesserung der Leistungen oder die Vereinbarung neuer Ziele Gegenstand eines Feedbacks sein. Neben der Rückmeldung durch Vorgesetzte führt auch eine kontinuierliche Selbstüberprüfung zu einer höheren Leistung. Weitere Faktoren, die das Leitungshandeln beeinflussen, sind in diesem Zusammenhang die von dem Betroffenen wahrgenommene Selbstwirksamkeit und das Selbstvertrauen sowie die Komplexität der gestellten Aufgabe (Hofmann, 2010).

In der Praxis ist die auf der Zielsetzungstheorie basierende Führungstechnik Management by objectives (MBO) weit verbreitet. Darunter versteht man, das Herunterbrechen von Unternehmenszielen auf den Aufgabenbereich eines Beschäftigten. In einem Mitarbeitergespräch wird dann eine individuelle Zielvereinbarung getroffen. Vielfach werden diese Zielvereinbarungsgespräche in einem jährlichen Rhythmus durchgeführt. Das Wort Zielvereinbarung beinhaltet einen Austauschprozess und ist nicht als Zielvorgabe durch Vorgesetzte zu verstehen. Mit diesem Austauschprozess (Transaktion) sind in der Regel Belohnungen oder Bestrafungen der gezeigten Leistung verbunden. Dies kann z. B. eine Bonuszahlung oder Beförderung bei Zielerreichung sein, die eine Arbeitszufriedenheit des Mitarbeiters, eine organisationale Verbundenheit und die Bereitschaft zukünftige Herausforderungen anzunehmen sowie weiterhin eine hohe Leistung zu zeigen, fördern soll (vgl. hierzu auch Kap. 2). Die Grenzen dieser Austauschprozesse – auch transaktionale Führung genannt – wurden in den letzten Jahren vermehrt diskutiert und führten zu einer ergänzenden Theoriebildung, die sich bis heute einer hohen Popularität erfreut und deren Wirksamkeit ebenfalls durch empirische Untersuchungen gestützt werden konnte. Sie wird als transformationale Führung bezeichnet.

Transformationale Führung

Bei der Entwicklung der Theorie zur transformationalen Führung (transformieren = umwandeln, verändern) wurde dem Gedanken Rechnung getragen, dass wir als Menschen nicht immer rein rational handeln und damit das Führen mit Zielen an Grenzen stößt, da die Aushandlungsergebnisse zwar die extrinsische Motivation (Geld, Arbeitsbedingungen, Belohnung) beeinflussen, sich jedoch kaum auf die intrinsische Motivation (Werte, Einstellungen, Sinngebung) auswirken. Genau an diesem Punkt setzt die Theorie der transformationalen Führung von Bass und Avolio an. Sie geht davon aus, dass wirksame Führungspersonen durch Zielbilder, Ideale und Visionen den Führungsprozess so verwandeln, dass die Beschäftigten sich voll und ganz hinter die Mission des Unternehmens stellen, sich damit identifizieren und dadurch die eigenen persönlichen Interessen hinten anstellen. Um diese Wirkung zu erzielen, werden vier Dimensionen von Führungsverhalten benannt:

- Idealized Influence (auch mit Charisma übersetzt). Die Führungskraft stellt sowohl fachlich als auch menschlich, moralisch ein Vorbild für die Mitarbeiter dar. Sie sind stolz darauf, mit dieser Führungskraft zu arbeiten und empfinden Hochachtung und Respekt ihr gegenüber. Die Führungskraft kommuniziert und handelt wertebasiert und gewinnt dadurch das Vertrauen der Beschäftigten.

- Inspirational Motivation (Synonyme für Inspiration: Eingebung, Idee, Impuls). Die Führungskraft entwickelt Visionen und Ideen und kann die Beschäftigten von dieser Sache begeistern. Sie strahlt Zuversicht und Vertrauen aus, die gesteckten Ziele erreichen zu können.
- Intellectual Stimulation (geistige Anregung). Die Führungskraft hinterfragt gewohnte Routinen und ermöglicht den Beschäftigten eine neue Situation aus neuen oder unterschiedlichen Blickwinkeln zu betrachten. Sie stimuliert und befähigt die Mitarbeiter Problemlösungen zu entwickeln und bringt selbst Anregungen für neue Lösungswege ein. Sie fördert eine konstruktive Fehlerkultur und konstruktive Kritik.
- Individualized Consideration (individuelle Wertschätzung). Die Führungskraft fördert systematisch die Persönlichkeitsentwicklung der Mitarbeiter und versteht sich als ihr Coach. Dazu weiß sie um die individuellen Stärken, Bedürfnisse und Ziele eines jeden Mitarbeiters (Hoch, Wegge & Schmidt, 2009).

Pelz (2013), der sich in seinen Forschungen mit der Umsetzung transformationaler Führung in Deutschland beschäftigt, hat mit den Dimensionen „Kommunikation/Fairness" und „Ergebnisorientierung" noch zwei weitere Kompetenzfelder für erfolgreiches Führungsverhalten formuliert. Unter Ergebnisorientierung versteht er vor allen Dingen die Umsetzungskompetenz der Führungskraft, d. h. die Fähigkeit aus Visionen, Chancen und Zielen messbare Ergebnisse zu produzieren.

Zur Messung des Führungsverhaltens bzw. der Führungskompetenzen haben Bass und Avolio einen Fragebogen entwickelt (MLQ – Multifactor Leadership Questionnaire), der inzwischen vielfach getestet wurde und als valide gelten kann. Eine Anpassung dieses im anglikanischen Kulturraum entstandenen Instruments auf die deutschen Spezifika wurde von Pelz mit dem "Gießener Inventar der Transformationalen Führung" vorgenommen, der auch online zum Selbsttest verfügbar ist (http://www.managementkompetenzen.de/fuehrungskompetenzen/). Zur Förderung der Führungskompetenzen empfiehlt er nach der Erhebung mittels Inventar ein 360 Grad Feedback, dass dann in einen individuellen zweistufigen Plan mit Verbesserungs- und Entwicklungsmaßnahmen führt.

Die empirischen Untersuchungen zeigen bislang, dass sich transformationale Führung positiv auf Arbeitszufriedenheit und Leistung auswirkt und dabei etwas besser abschneidet als die auf Austauschprozessen basierende transaktionale

3 Grundlagen von Führung

Führung. Deutlich überlegen scheint dieses Führungsverhalten insbesondere der Technik Management by exception – dem Eingreifen der Führungskraft in definierten Ausnahmesituationen z. B. bei Beschwerden – zu sein. Kritisch wird von vielen Autoren die starke Fokussierung auf die Führungskraft und die Nähe zu den alten Eigenschaftstheorien angeführt (Wegge & von Rosenstiel, 2007).

In unserem Seniorenzentrum Musterheim haben die Verantwortlichen in der Vergangenheit viel Zeit mit „Schreibtischarbeit" verbracht und wenig Präsenz vor Ort gezeigt. Das Management by exception konnte dort regelhaft angetroffen werden (vgl. Kapitel 3.3.1 Partizipation). Es wurden bereits Maßnahmen überlegt, wann und wo die Führungskraft näher am Alltag der Mitarbeiter teilhaben kann. Die Anregungen zur Beziehungsgestaltung und zum transformationalen Führen könnten den Führungskräften dort nützlich sein, um die qualitativ inhaltliche Gestaltung ihrer geplanten Präsenz zu reflektieren und zu definieren. Sie könnten also die Frage, wann und wie oft sehen mich meine Mitarbeiter, Bewohner und Angehörige ergänzen um den Aspekt, wie sehen mich meine Mitarbeiter, Bewohner und Angehörige? Aus den gewonnenen Erkenntnissen ließe sich dann auch der Umgang mit den jährlich stattfindenden Zielvereinbarungsgesprächen reflektieren und verbessern. Bislang wurden diese Gespräche mehr als eine vom Unternehmen gewünschte und abzuarbeitende Aufgabe gesehen, der weder von den Führungskräften noch von den Beschäftigten eine Bedeutung für den eigenen Alltag beigemessen wurde. Folglich war die Bearbeitung eher formaler Natur und schon eine Woche nach dem Gespräch waren die Inhalte in weiten Teilen vergessen, zumal sie sich bei langjährig Beschäftigten oft nicht wesentlich änderten und über Allgemeinplätze (Hygienevorschriften besser einhalten, sich besser organisieren etc.) nicht hinausgingen.

Wir sind am Ende unserer kleinen Reise angekommen.

Wir haben das Seniorenzentrum Musterheim besucht und sind dabei in die Welt des Führens und Leitens eingetaucht. Eine hochkomplexe Aufgabe, die Menschen braucht, die Spaß daran haben, etwas zu bewegen und denen sich Chancen bieten, etwas zu entdecken. Dabei haben wir auch gesehen, dass in unserer heutigen Welt Führen nicht aus einfachen Wenn-Dann-Überlegungen besteht und es keine Kochrezepte für gutes Führen gibt. Unserem gesellschaftlichen Anspruch nach Selbstbestimmung müssen wir auch in Führung gerecht werden und uns von linearen oben-unten-Prinzipien sowie simplen Belohnungs- Bestrafungsmechanismen verabschieden. Menschen führen bedeutet für die Führungskraft vor allen Dingen auch sich selbst zu reflektieren und zu führen – und das mit Begeisterung. Zukünftig so scheint es, werden wir noch viel stärker der Kooperation und dem Netzwerken in unserer Führungsarbeit Raum geben, um wirksam sein zu können. Abschließend sei hierzu noch einmal dem Leser, der Leserin die folgende kleine Lektüre zur Reflexion ans Herz gelegt.

Reflexion und Ausblick

Gebhardt, B., Hofmann, J. & Roel, H (2015): Zukunftsfähige Führung. Die Gestaltung von Führungskompetenzen und -systemen. Broschüre 52 Seiten. Herausgegeben von der Bertelsmann Stiftung.

Download unter
http://www.bertelsmann-stiftung.de/de/publikationen/publikation/did/
zukunftsfaehige-fuehrung/
Ein kleiner Abriss der Geschichte und der Zukunft von Führung in unserem Zeitalter aus Sicht der Autoren. Verständlich geschrieben mit vielen Anregungen für kontroverse Diskussionen und Momente der Selbstreflexion.

Literaturverzeichnis

Becker, M. & Prümper, J. (2011): Partizipation in der Pflege. Einfluss auf die Dienstplange-staltung als Moderator zwischen wöchentlicher Arbeitszeit und Arbeitsfähigkeit. In M. Giesert (Hrsg.), Erfolgreich führen mit Vielfältigkeit und Partizipation der Beschäf-tigten! (S. 96 – 111). Hamburg: VSA

Blazek, Z. et al. (2011): PersonalKompass. Demografiemanagement mit Lebenszyklusorien-tierung. Veröffentlichung im Rahmen des Projekts „PriMa". Köln: Institut der deutschen Wirtschaft

Blessin, B. & Wick, A. (2014): Führen und führen lassen (7. Aufl.). Konstanz/ München:

Brandstätter, H. (2007): Persönliche Verhaltens- und Leistungsbedingungen. In H. Schuler (Hrsg.), Lehrbuch Organisationspsychologie (S. 257 – 288). Bern: Huber

Bröckermann, R. (2001): Personalwirtschaft. Arbeitsbuch für das praxisorientierte Studium. Köln: Bachem

Buchenau, P. & Hofmann, A. (2012): Die Performer-Methode. Gesunde Leistungssteigerung durch ganzheitliche Führung. Wiesbaden: Gabler

Bundesministerium für Arbeit und Soziales (2012): Mitbestimmung – eine gute Sache. Alles über die Mitbestimmung und ihre rechtlichen Grundlagen. Bonn: Eigenverlag

Bundesministerium für Familie, Senioren, Frauen und Jugend (2010): Hauptbericht des Freiwilligensurveys 2009. Berlin: Eigenverlag

Dachler, H. P. & Wilpert, B. (1980): Dimensionen der Partizipation. Zu einem organisations-wissenschaftlichen Analyserahmen. In: W. Grunwald & H.-G. Lilge (Hrsg.), Partizipative Führung. Betriebswirtschaftliche und soziologische Aspekte (S. 80 – 98).Bern: Haupt

Erlinghagen, M. & Hank, K. (2009): Ehrenamtliches Engagement und produktives Altern. In Börsch-Supan et. al (Hrsg.), Produktivität in alternden Gesellschaften (Altern in Deutsch-land Band 4). Nova Acta Leopoldina NF Bd. 102, Nr. 366 (S. 143 – 157) UVK/ Lucius

Graen, G. B. & Uhl-Bien, M. (1995): Führungstheorien – von Dyaden zu Teams. In: A. Kieser, G. Reber & R. Wunderer (Hrsg.), Handwörterbuch der Führung (S. 1045 – 1058), 2. Aufl. Stuttgart: Schäffer-Poeschel

Graf, A. (2002): Lebenszyklusorientierte Personalentwicklung: Ein Ansatz für die Erhal-tung und Förderung von Leistungsfähigkeit und -bereitschaft während des gesamten betrieblichen Lebenszyklus. Bern, Stuttgart, Wien: Haupt

Helios Kliniken GmbH (2004): Wissensbericht 2003. Fulda. http://www.helios-kliniken.de/ueber-helios/publikationen/archiv/wissensbericht.html. Zugriff: 20.2.2015

Hoch, J. E., Wegge, J. & Schmidt, K.-H. (2009): Führen mit Zielen. In: Report Psychologie, Jg 34, Nr 7/8 (S. 308 – 320).

Hofmann, E. (2010): VO Wirtschaftspsychologie I (Wahlfachmodul) 200151. Universität Wien, Fakultät für Psychologie. Wien. http://psychologie.univie.ac.at/fileadmin/user_upload/inst_wirt_bild/downloads/VO_Wirts_I_WFM/Wirtschaftspsychologie_I_E7_WS10-11.pdf, Zugriff: 21.4.2015

Holling, H. & Kanning, U. (2007): Theorien der Organisationspsychologie. In H. Schuler (Hrsg.), Lehrbuch Organisationspsychologie (S. 59 – 88). Bern: Huber

Jochmann, W. (1997): Mitarbeiter-Potentialanalysen und Management-Audits. In: H. Riekhof (Hrsg.), Strategien der Personalentwicklung (4. Aufl.) (S. 201 – 222). Wiesbaden: Gabler

Jungermann, H.; Pfister, H-R., Fischer, K. (2010): Die Psychologie der Entscheidung. Eine Einführung.(3. Aufl.). Heidelberg: Spektrum Akademischer Verlag

Jurgschat-Geer, H. (2012): Verhindern Sie die Demotivation Ihrer Mitarbeiter. In A. Schäfer (Hrsg.), mehrWert – Mitarbeiter in der Pflege. Gute Arbeitskräfte finden und binden (S. 40 – 58). Hamburg: Behr's

Jurgschat-Geer, H. (2013): Partizipation und Führung. In A. Schäfer (Hrsg.), mehrWert – Mitarbeiter in der Pflege. Arbeitskräfte fördern und entlasten (S. 42 – 53). Hamburg: Behr's

Kälin, K. & Müri, P. (2005): Sich und andere führen (15. Aufl.). Thun: Ott

Klein, G. & Hoffmann, D. (2013): Freiwilliges Engagement als Ressource in der Arbeit mit älteren Menschen – aber wie? In: Pro Alter, Jg. 45, Nr. 2 (S. 12 – 17).

Kuhn, C. & Herrmann, T. (2012): Check: Arbeitsplatz Pflegeheim. Beschäftigte in der Pflege von Menschen mit Demenz entlasten und unterstützen. Demenz Support Stuttgart gGmbH, Modellprojekt DemOS – Demenz-Organisation-Selbstpflege. Stuttgart: Eigenverlag. Online http://www.modellprojekt-demos.de/ergebnisse/ Zugriff: 15.4.2015

LAOLA1 Multimedia (2015): Gulacsi gehen oder bleiben. Wien. Online http://www.laola1.at/de/fussball/bundesliga/hintergrund/salzburg-gulacsi-gehen-oder-bleiben/page/109142-32-48-48--567.html, Zugriff: 11.4.2015

MGEPA NRW (2014): Verordnung zur Durchführung des Wohn- und Teilhabegesetzes (WTG DVO). Online. https://recht.nrw.de/lmi/owa/br_vbl_detail_text?anw_nr=6&vd_id=14628&menu=1&sg=0&keyword=WTG, Zugriff: 5.2.2015

MGEPA NRW (2014): Wohn- und Teilhabegesetz Nordrhein-Westfalen (WTG NRW) vom 02. Oktober 2014. Gesetzestext und Begründung. Nicht-amtliche Fassung. Online http://www.mgepa.nrw.de/mediapool/pdf/pflege/WTG_nicht_amtlich_Begruendung.pdf, Zugriff 27.3.2015

North, K. (2007): Kompetenzentwicklung und Partizipation. Beispiel Gesundheitskompetenzen. Präsentation zur Jahrestagung „Präventiver Arbeits- und Gesundheitsschutz 2020" 2007 des BMBF-Förderschwerpunkts am 15. und 16. November in Aachen. Online http://www.zlw-ima.rwth-aachen.de/forschung/projekte/starg/download/2020/Workshops/Partizipation_Fuehrung_&_praeventive_Arbeitsgestaltung/North_ppt.pdf. Zugriff 11.4.2015

Pelz, W. (2013): Auf die Probe gestellt. Studie. Die transformationale Führung ist ein sehr effektiver Führungsstil. Welche Kompetenzen solche Führungskräfte haben und für wichtig halten, zeigt eine Umfrage. In: Personalmagazin, Jg. 15, Nr. 1 (S. 36 – 38).

Pietsch, G. (2006): Organisation und Verantwortung Teil 1. FernUniversität in Hagen. www.fernuni-hagen.de. http://www.fernuni-hagen.de/BWLOPLA/html/download/Folien_Organisationen-und-Verantwortung-Teil01.pdf. Zugriff: 27.2.2015

Pümpin, C. (1986): Management strategischer Erfolgspositionen. Bern: Paul Haupt

Rosenstiel, L. von (2007): Kommunikation in Arbeitsgruppen. In H. Schuler (Hrsg.), Lehrbuch Organisationspsychologie (S. 387 – 414). Bern: Huber

Schaper, N. (2006): Einführung in die Organisationspsychologie. Lehrstühle für Arbeits- und Organisationspsychologie, Pädagogische Psychologie und Entwicklungspsychologie und Kognitive Psychologie. Paderborn. Online http://groups.uni-paderborn.de/psychologie/scha-Einfuehrung_AO_02-05-06.pdf, Zugriff: 13.1.2014

Schein, E.H. (1985): Organizational culture and leadership. San Francisco, Washington, London: Jossey-Bass

Scholl, W. (1998): Politische Entscheidungsprozesse als Kern einer integrativen Organisationspsychologie. Begleitskript zur Vorlesung „Einführung in die Organisationspsychologie". Humboldt-Universität, Lebenswissenschaftliche Fakultät, Institut für Psychologie. Berlin. Online http://www.psychologie.hu-berlin.de/de/prof/org/download/schollpolitentsch, Zugriff: 10.1.2015

Scholl, W. (2007): Grundkonzepte der Organisation. In H. Schuler (Hrsg.), Lehrbuch Organisationspsychologie (S. 515 - 556). Bern: Huber

Schulte-Zurhausen, M. (2005): Organisation (4. überarb. und erweiterte Aufl.). München: Vahlen

Schyns, B., & Paul, T. (2014): Skala zur Erfassung des Leader-Member Exchange (LMX7 nach Graen & Uhl-Bien, 1995) Übersetzung. In: D. Danner & A. Glöckner-Rist (Eds.), Zusammenstellung sozialwissenschaftlicher Items und Skalen. ZIS Version 16.00. doi: 10.6102/zis23

Semmer, N. K. & Udris, I.(2007): Bedeutung und Wirkung von Arbeit. In H. Schuler (Hrsg.), Lehrbuch Organisationspsychologie (S. 157 – 192). Bern: Huber

Sprenger, R. K. (2010): Die Entscheidung liegt bei dir! Wege aus der alltäglichen Unzufriedenheit (14. erw. Aufl.). Frankfurt/Main: Campus

Springer Gabler Verlag (Hrsg.): Gabler Wirtschaftslexikon, Stichwort: Kompetenz, online im Internet: http://wirtschaftslexikon.gabler.de/Archiv/3797/kompetenz-v10.html, Zugriff 20.2.2015

Ulich, E. (2011): Arbeitspsychologie (7. Aufl.). Stuttgart: Schäffer-Poeschel. Zürich: vdf

Wegge, J. & Rosenstiel, L. von (2007): Führung. In H. Schuler (Hrsg.), Lehrbuch Organisationspsychologie (S. 475 – 512). Bern: Huber

Wetzel, R. (2013): Mythos Partizipation. Ein Blick auf Hintergründe einer ambivalenten Begriffskarriere und ihrer Auswirkungen in Organisationen. Academia.edu. San Francisco Online https://www.academia.edu/5382813/Mythos_Partizipation._Ein_Blick_auf_Hintergründe_einer_ambivalenten_Begriffskarriere_und_ihrer_Auswirkungen_in_Organisationen, Zugriff: 20.2.2015

Witt-Bartsch, A. & Becker, T (2010): Coaching im Unternehmen. Freiburg, München: Haufe

Wolf-Wennersheide, S. (2013): Neue Herausforderungen für das Hauptamt. In: Pro Alter, Jg. 45, Nr. 2 (S. 18 – 19)

Zentralredaktion Zeitungsverlag tz (2015.): Nach dem 0:2 in Braunschweig. Schindler: „Treffen die falschen Entscheidungen". München Online http://www.tz.de/sport/1860-muenchen/1860-kapitaen-christopher-schindler-treffen-falschen-entscheidungen-4899319.html, Zugriff: 11.4.2015

Zirkler, M. (2013): Macht und Mikropolitik. In: T. Steiger, E. Lippmann (Hrsg.), Handbuch Angewandte Psychologie für Führungskräfte (S. 382 – 399). Berlin, Heidelberg: Springer

Abbildungsverzeichnis

Die Autorin

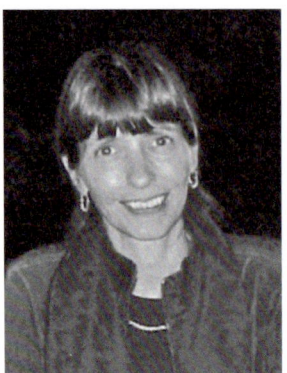

Heike Jurgschat-Geer, Jahrgang 1959, Berufs-
ausbildung zur examinierten Krankenschwester.
Weiterbildung zur Pflegedienstleitung und Heim-
leitung für Altenpflegeeinrichtungen. Manage-
menterfahrung in der stationären und ambulanten
Altenpflege als Bereichs- und Pflegedienstleitung.
Studium der Betriebswirtschaftlehre mit den
Schwerpunkten Personal und Ausbildung, Marketing. Diplom-Kauffrau (FH). Weiterbildung
zum EFQM-Qualitätsassessor. Seit 2001 selbständige Beraterin und Trainerin im Gesundheitswesen, unter anderem mit den Schwerpunkten:

- Interimsmanager in Pflegeeinrichtungen,
- Beratung von Pflegeeinrichtungen
  hinsichtlich Qualitätsmanagement,
  Personalmanagement, Marketing,
  Organisation und Prozessmanagement,
- Pflegeberatung und
  Sachverständigentätigkeit,
- Lehrtätigkeit.

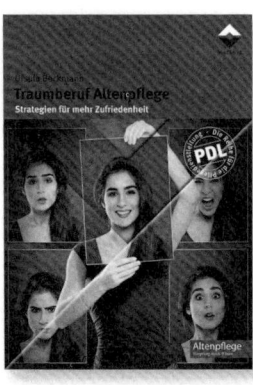
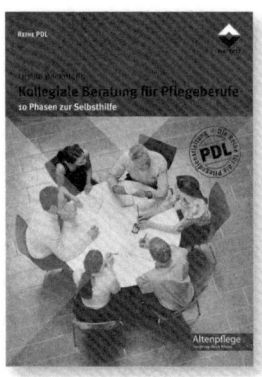
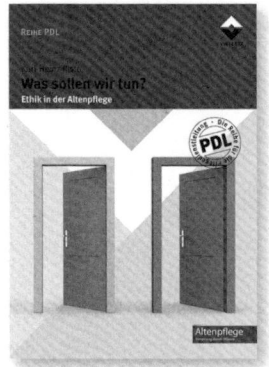